安心して生活できる"ゆたかな地域社会"を目指して

――県民の皆さんとともに歩む島根県立中央病院

島根県立中央病院 編著

バリューメディカル

刊行にあたって

"ゆたかな地域社会"を
つくるために

島根県立中央病院　病院長　菊池　清
　　　　　　　　　　　　（きくち　きよし）

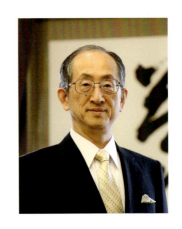

　医療とは、患者さんのからだ・いのち・こころ・人生を支え、地域の方たちが安心して生活できる"ゆたかな地域社会"をつくるために大切な制度です。島根県立中央病院の職員は、医療に携わるものとしての責任を自覚し、知識と技術を磨き、教養を高め、温かで倫理的な行動ができるよう日々努力しています。今回、その姿を広く知っていただき、県民の皆さんのお役に立てればとの願いから、本を出版いたしました。

　当院は、県の基幹病院として、高度で専門的な医療を提供するだけでなく、県の医療計画に基づいた救急医療・災害医療・周産期医療・へき地医療・感染症医療などの政策医療（県民の健康のために、県が推進すべき医療）を積極的に担っています。県内唯一のドクターヘリ配備の救命救急センターと総合周産期母子医療センター、基幹災害拠点病院、地域がん診療連携拠点病院、第二種感染症指定医療機関など多くの役割を担っています。

　高度で複雑化した現代医療は、多くの医療専門職による多職種連携のチーム医療が必要とされています。私たちは、病院内のチーム医療だけでなく、地域の医療・介護関係者との連携も大切にしています。これまでに、チーム医療を促進するために、情報技術を全国に先駆けて導入し、当院独自の統合情報システムを整備してきました。

　また、若い医療者にとって魅力のある病院づくりにも努力しています。さまざまな人材育成プログラムの整備、臨床教育・研修支援センターの設置、図書室や院内保育所の充実、医療秘書・看護補助体制・スタッフ支援室・女性医師支援担当などによる職員支援を積極的に行っています。

　人口減少・少子高齢化・厳しい財政状況に直面する日本では、社会保障費・医療費の伸びを抑制することが国民的課題になっています。そのため、全ての地域で医療提供体制の大幅な見直しが求められています。病院長就任時に、当院の基本理念を「県民の安心と職員の働きがいを追求し、患者と医療者が協働する医療の実践を通して、ゆたかな地域社会づくりに貢献します」と定めました。この基本理念を胸に、医療の目的を見失うことなく、全職員が一丸となってこの時代の変化の荒波を乗り越えていくことを期待しています。

２０１７年１月

刊行にあたって

"ゆたかな地域社会"をつくるために
病院長　菊池 清 ………………………………………………………………………………… 2

巻頭企画　地域連携で県民の安心を

救急・災害医療
救命救急は究極の地域医療　救命救急センター …………………………………………… 8

周産期医療
島根県の母子の命は私たちが守る！　総合周産期母子医療センター …………………… 12

感染症医療
感染症から県民を守る　医療安全推進室・感染制御チーム ……………………………… 16

地域連携
入院前から在宅まで切れ目のない、ぬくもりの医療を　入退院支援・地域医療連携センター ………………………… 18

地域医療
"ドクターG"と放射線診断のスペシャリストが支える地域の医療　地域医療科・放射線科 …………………… 22

がん医療
島根県がん施策の中心的存在　地域がん診療連携拠点病院推進委員会 ……………………………………… 24
安全確実で根治性の高い治療を！　──5大がん 乳がん、肺がん、肝がん、胃がん・大腸がん内視鏡治療・外科手術 …… 26
根治・延命を目指すための重要な医療　──がん化学療法・放射線療法・がんリハビリテーション …………… 29
初診から終末期までの心身の苦痛を和らげる　──緩和ケアチーム ……………………………… 32
治療計画書で地域と中央病院を結ぶ　──がん地域連携パス ……………………………………… 34

多職種連携で高度専門的な医療を安全に提供

24時間体制の緊急心臓カテーテル治療で、急性心筋梗塞患者を救う
医療局 内科診療部長・循環器科部長　小田 強 ……………………………………………… 36

最先端の不整脈治療
医療局 循環器科医長　鈴木 慎介 ……………………………………………………………… 38

島根から大動脈瘤破裂死亡をなくしたい
医療局 心臓血管外科医長　上平 聡／医療局 心臓血管外科部長　山内 正信 …………… 40

脳梗塞のチーム医療
医療局 神経内科部長　豊田 元哉／医療局 脳神経外科部長　溝上 達也 ………………… 42

大きく進歩した脳血管内治療　脳動脈瘤、頸部内頸動脈狭窄症に対する血管内治療
医療局 脳神経外科部長　溝上 達也 …………………………………………………………… 44

国民的「病」糖尿病の治療と予防啓発に取り組む
副院長・医療局 内分泌代謝科部長・糖尿病療養支援委員長　伊東 康男……46

精神科リエゾンチームが果たす役割とは？
医療局 精神神経科部長　挾間 玄以……50

チームワークのかなめ　専門診療科をつなぐ総合診療科の重要性
医療局 総合診療科部長　増野 純二……52

チームで喘息死を防ぐ　――喘息治療のピットフォール（落とし穴）
医療局 呼吸器科部長　久良木 隆繁……54

ウイルス性肝炎の最新治療
医療局 中央診療部長　高下 成明……56

最新の内視鏡治療はここまでできる
医療局 消化器科部長　藤代 浩史／医療局 内視鏡科部長　宮岡 洋一……58

内視鏡での腹部手術などはここまで来た
薬剤局長・医療局 外科部長　德家 敦夫……60

転んでからでは遅い！　高齢者の大腿骨近位部骨折とロコモティブシンドロームの予防
医療局 整形外科部長　勝部 浩介……62

さまざまな外傷患者さんに対応　――指の切断や熱傷の応急処置と治療
医療局 形成外科部長　岡本 仁……64

関節リウマチの最新治療
医療局 リウマチ・アレルギー科部長　永村 德浩……66

山陰から全国へ　当科における造血幹細胞移植の進展
医療局 血液腫瘍科部長　吾郷 浩厚……68

尿路感染症からがん治療まで
医療局 泌尿器科部長　川上 一雄……70

腹膜透析（CAPD）は、高齢者透析治療を支える
医療局 外科診療部長・腎臓科部長　金 聲根……72

子育ち支援の診療体制　――プレパレーションを通して
看護局 小児病棟看護科主任看護師　藤原 静子／看護局 小児病棟看護科主任看護師　石倉 裕子／
看護局 小児病棟看護科看護師　竹山 智美／医療局 小児科部長　成相 昭吉……74

細胞診とHPV検査併用検診で子宮を守る
医療局 産婦人科（前副院長）　岩成 治／医療局 母性小児診療部長・産婦人科部長　栗岡 裕子……76

進化する耳鼻咽喉科と近年の診療事情
医療局 耳鼻咽喉科部長　木村 光宏……78

口腔外科的小手術の治療実績は豊富　――智歯抜歯、顎骨嚢胞
医療局 皮膚感覚器診療部長・歯科口腔外科部長　尾原 清司……80

口腔ケアは、治療成績を向上させる
医療局 歯科口腔外科医長　片山 曉恵 …… 82

IVRを駆使する　――IVRによる治療選択の広がり、緊急IVRによる救命率向上
医療局 放射線科医長　湯浅 貢司／医療局 放射線科部長　児玉 光史 …… 84

安全に手術を受けるための見張り番　手術患者さんの全身管理を担う麻酔科医
医療局 手術科部長・麻酔科部長　越崎 雅行 …… 86

患者さんの岐路にかかわる最終診断を担う病理医　――「私の病気は良性ですか？え！もしかして悪性？」
医療局 病理組織診断科部長　大沼 秀行 …… 88

認定看護師の連携や協働　看護のスペシャリスト
看護局看護師長　皮膚・排泄ケア認定看護師　西村 恭子 …… 90

看護局の人材育成の考え方と教育体制
看護局新人教育担当看護部長　伊藤 洋子／看護局長　池田 康枝 …… 93

患者さんに安心して薬を使用していただくために
薬剤局 臨床薬剤科薬剤専門員　勝部 直美／薬剤局 臨床薬剤科長　横手 克樹 …… 96

安心で安全な薬物治療の提供のために　専門・認定薬剤師の育成
薬剤局 臨床薬剤科副科長　園山 智宏／薬剤局次長　竹下 和男 …… 98

より良い医療を届けたい　――臨床研究・治験の推進
薬剤局 臨床薬剤科薬剤専門員　安食 綾子／薬剤局 薬剤管理科副科長　安食 健一 …… 99

高い精度と確かな技術のプロ集団　血液や尿から病変を探る！検体検査
医療技術局 検査技術科長　糸賀 真理 …… 101

患者さんに寄り添った生理検査
医療技術局次長　石岡 秀子 …… 102

安全な輸血療法を目指して
医療技術局 検査技術科副科長　領家 敬子 …… 103

機器情報の見える化に向けて　医療機器管理システム「匠」導入
医療技術局 臨床工学科長　藤井 義久 …… 104

早期リハビリテーションについて
医療技術局 リハビリテーション技術科長　祝部 俊成／医療技術局 リハビリテーション技術科認定（呼吸）理学療法士　藤丘 政明 …… 106

食事は楽しい治療　治療効果を上げる栄養管理
医療技術局 栄養管理科長　田中 淳子 …… 108

栄養管理は治療の基礎
医療局 地域医療科医長・栄養サポートチームリーダー　筑後 一徳 …… 109

安全に美味しく食べることをサポート　摂食・嚥下チーム
医療局 リハビリテーション科部長　摂食・嚥下チームリーダー　永田 智子 …… 110

院内褥瘡対策をけん引する
医療局 皮膚科部長・褥瘡対策チームリーダー　辻野 佳雄 …………………………………………… 111

院内救急対応システム
医療局次長・救命救急診療部長　山森 祐治 ……………………………………………………………… 113

医療安全推進室の役割と各チームの取り組みで安全な医療を実践
看護局医療安全担当看護部長・医療安全推進室長補佐　今岡 桂子 ………………………………… 114

協働の医療推進のための人財育成で今より強いチームをつくる
臨床教育・研修支援センター看護師長　古居 須美江 ………………………………………………… 116

情報共有の必需品　情報システムと診療記録の管理
副院長・情報システム管理室長　小阪 真二 …………………………………………………………… 118

職員のワーク・ライフ・バランスの改善
スタッフ支援室相談員　曽田 美佐子／スタッフ支援室相談員　塩野 悦子／医療技術局長・スタッフ支援室長　角森 正信 ………… 120

院内保育所（にこにこ保育所）
母性小児診療部長・院内保育所機能改善ワーキングリーダー　栗岡 裕子 …………………………… 121

図書機能の充実に努める
臨床教育・研修支援センター　図書室司書　高橋 眞由美 …………………………………………… 121

医師をサポートする医療秘書の仕事
医療局長　渡邊 正樹 ……………………………………………………………………………………… 122

看護補助体制
看護局次長　狩野 京子 …………………………………………………………………………………… 122

コラム　"新・医者にかかる10箇条"をご存知ですか？
病院長　菊池 清 …………………………………………………………………………………………… 123

病院案内

病院概要 ……………………………………………………………………………………………………… 124
指定・認定施設 ……………………………………………………………………………………………… 124
患者の皆さまの権利と守っていただきたいこと ………………………………………………………… 125
倫理規定 ……………………………………………………………………………………………………… 126
病院所在地 …………………………………………………………………………………………………… 126
外来受診の流れ ……………………………………………………………………………………………… 127

あとがき
県民の皆さんに寄り添った医療を
副院長　入退院支援・地域医療連携センター長　齊鹿 稔 …………………………………………… 128

索引（巻末）

＊所属名、役職は2016年11月現在のものです。

巻頭企画

地域連携で県民の安心を

救命救急は究極の地域医療

救命救急センター

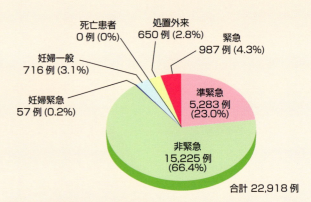

図2　救命救急センター外来受診患者数（2014年度）

● 24時間365日断らない医療を！

　救命救急センターといえば、一刻を争う緊急のけが、やけど、病気などの患者さんにすばやく対応し、命を救うというイメージを持つ方も多いだろう。しかし、地域の中心的存在の急性期病院では、命にかかわる症例のみならず、軽症から重症まで、あらゆる症例に対応しなければならない。まさに"来る者は拒まず"の姿勢が求められるのだ。

　島根県立中央病院の救命救急センターも、地域の救急医療を完結する機能をもつ3次救急医療機関として、島根県民のためにその任務を担っている。応急処置をして翌日一般外来を受診してもらう人から緊急でICU（集中治療室）に入るような人までだ。また、生活環境などの理由で入院を余儀なくされる社会的入院の人など実にさまざまな患者さんにも対応する。

　「県立病院の救命救急センターとしての位置づけは、県民のために広くニーズを満たすということです。24時間365日、お断りすることはありません」

　同センター救命救急科部長の新納教男さんはそう話す。現在スタッフは総勢10人、9人の専任医師で日々の診療にあたる。"県民に密着した救急、最後の砦"をモットーに掲げ、平日は平均40～50人、休日は平均80～100人を診る。

● "オール県中"で担う救急

　さまざまな症状の患者さんが混在している中で、生命にかかわるような重症患者さんや、緊急な対応を要する患者さんは、優先的に診なくてはならない。そのために行われるのがトリアージといわれる症例の選別による治療の優先順位決めだ。

　「緊急度の高い患者さんをいかに早く診るかについて、トリアージが重要になっています。このトリアージの考え方については県民の皆さんにもよくご理解いただいてご協力をお願いしたいと思っています」

　そう話すのは、救命救急外来の看護師長で、救急看護認定看護師、さらに日本救急看護学会のトリアージナースの資格をもつ浦部涼子さんだ。

　同院での院内トリアージは2013（平成25）年5月に始まった。救急外来の来院者に対して、血圧、脈

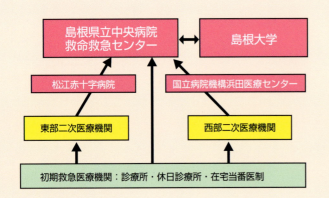

図1　救急ネットワーク

救急・災害医療

巻頭企画　地域連携で県民の安心を

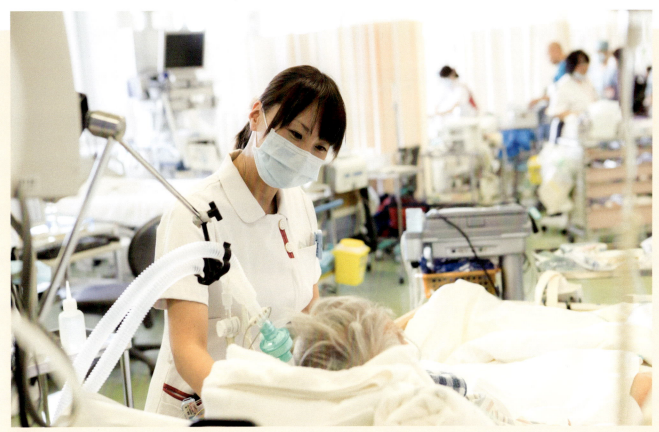

写真1　ICU

拍、体温などを測定し、症状を観察して緊急度を判断する。それをiPadに入力してスタッフ間で情報共有し対応するのだ。重症を優先することで有効に救命医療がまわっていく。

2016年の7〜8月には、救命救急外来だけでなく一般外来看護師にも院内トリアージ研修を行った。

一般外来に重症の患者さんがまぎれていることもあり、そのような場合は一般外来と連携をとり、トリアージする場合もあるという。

救命救急科の初期診療後、各科のドクターに引き継ぎ、専門治療を開始することもある。

「各科も24時間医師が待機していて、病院全体"オール県中"で救急を担っているというスタンスです。それが本来のあるべき姿だと、私は思っています」

医療局次長で、初代救命救急科部長の松原康博さんはそう話す。同院の大きな特色だ。各科との連携がうまくいっている証拠でもあり、救命救急センターが各科との連携におけるハブ的な役割を果たしているということだ。

また、救命救急センターには、前述したとおり、社会的問題を抱えた人々も日々訪れ、そういう問題が浮き彫りになる場でもあるという。

介護の問題、自活の問題などで、本来は定期的な受診が必要にもかかわらず病院に来ないで急変して担ぎ

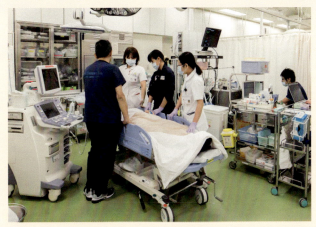

写真2　救急外来

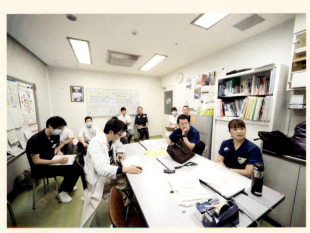

写真3　カンファレンス

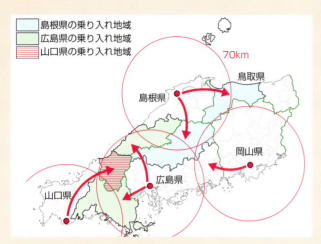

図3　中国地方のドクターヘリの広域連携図

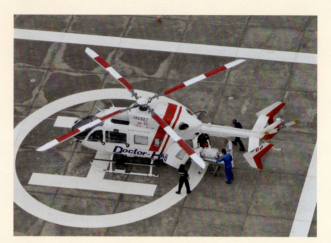

写真4　ドクターヘリ（搬送）

込まれるという。ソーシャルワーカーと連携し、相談に応じたり、相談窓口の情報を提供したりすることもある。医療サイドは医療的な観点でかかわるが、社会的背景を考慮することは看護師の役割として重要だという。

「ただの救急の処置にならずに看護師としてどう患者さんに寄り添えるかが大切です」（浦部さん）

● **通算約3500件の出動を誇るドクターヘリ**

病院に到着する前の救急活動も患者さんの予後を大きく左右する。2011年6月、医療機関の乏しい県内の遠隔地、山間部、隠岐などを対象に、ドクターヘリの運用を開始した。5年間で、通算約3500件の出動を誇り、1日平均にすると2件弱だという。

ドクターヘリはより早く現場へ向かい、早期に治療を開始することで、その後の治療成績を向上させることが使命だ。

「現場での判断は医師とほぼ同時にしています。先を常に予測して、医師に物品を渡していきますね。呼吸ができないと思ったらすぐに呼吸の介助の準備をします。次の処置へとどんどん移っていかないと命が危ないのです」

そう話すのはフライトナースの清水ゆかりさんだ。

現在、清水さんを含め、同センターには8人のフライトナースがいる。医師が治療中にはその介助と患者さんの看護はもちろん、家族の支援にも大きな役割を担う。

フライトナースは看護師経験5年、救急看護師3年のキャリアを経た後、一定の研修を受けて、フライトナース委員会が定めた基準と各施設の基準を満たした者がフライトナースとなる。清水さんは、5年のキャリアを持ち、約400回の出動経験をもつ。

同センターのドクターヘリは、朝8時、出雲空港の格納庫から病院へのヘリポートへ"出勤"してくる。フライトドクターとフライトナースの1日が始まる。

フライトナースは、1日2人体制で、早出と遅出があり、2人が重なる時間を作ってある。

朝8時から日没までが待機時間。早出のナースは出勤するとヘリの物品の準備、機材の準備、動作チェッ

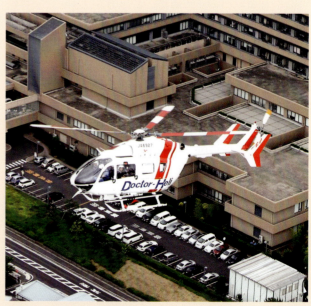

写真5　ドクターヘリ（病院前）

クを行い、出動に備える。要請のないときは救命救急外来の看護師の仕事にも従事する。

「出雲地方は医療に恵まれています。病院のなかで働いていると分かりませんが、ヘリで地域へ出ると、医療過疎の現状がよく分かります。そんなとき、どこに住んでいても必要な医療が受けれる体制の一助になればと強く思います」（清水さん）

ドクターヘリの今後の課題は、さらに質をあげていくことだと話すのは救命救急診療部長の山森祐治さんだ。

「適切な病状に対して要請されているか、あるいは要請し損ねていないか。それを検証して適正運用をしていくべきだと考えています」

現在、ドクターヘリの運用は、患者さんや現場の方からの救急要請の内容に危険を示すキーワードがあった場合、消防本部が要請するという『キーワード方式』を採用している。

消防のトリアージについても、症例をフィードバックして検証することで質の担保された運用を目指す。そのために消防本部や各地域の病院とも密にコミュニケーションをとっているという。

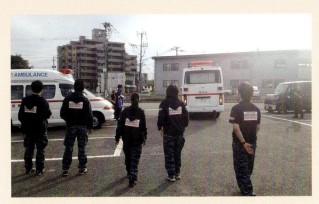

写真6　DMAT　熊本地震、宿泊地から出発時

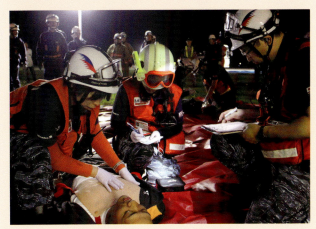

出雲空港消火救難訓練時

● 今後重要になるDMATの活動

院外活動として重要なのは、同院に3チームある災害派遣医療チーム＝DMAT（Disaster Medical Assistance Team）だ。2007年に申請し、東日本大震災へも出動した。2016年は熊本地震の救助へ出動。県内のDMATの派遣を調整する本部を院内に立ち上げた。県内の会議は年に1回、DMAT連絡協議会が実施される。また、2016年は、中国地方の実働訓練を島根県が主幹で11月に開催した。中国地方の30～40隊が集結し、浜田市に大きな地震が起き、多数の傷病者が発生したという想定で訓練を行った。

"地震大国"、そして激甚災害の目立ってきた我が国において、DMATの活動は今後ますます重要になる。

● 救急医療は忍耐強さと地道さ

救命救急はドラマで描かれるようなダイナミックな側面がクローズアップされがちだが、日々の一つひとつの業務は忍耐強さを要する地道な仕事だ。

「これからも派手なことはしようとは思っていません。田舎の救命救急センターの求められる姿を体現しながら、県民の皆さんの救命のみならず、生活を安心安全に守ることだと考えています」

救急は究極の地域医療であることを山森さんは強調した。松原医師と山森医師の2人で立ち上げた救命救急センターは大きく成長した。今日も県民の命を守るために、スタッフの面々は日々の努力をおしまない。

島根県の母子の命は私たちが守る！

総合周産期母子医療センター

● ハイリスク分娩に対応するMFICU

　3次救命救急センター、がん診療連携拠点病院ほか、島根県の医療を担う主力病院として、さまざまな役割を担っているのが同院だ。

　その中でも重要な機能の1つに、総合周産期母子医療センターがある。総合周産期母子医療センターとは、危険性の高い出産、具体的には合併症妊娠、妊娠高血圧症候群、切迫早産、胎児の異常などを抱えた妊産婦と、新生児に対し高度な医療を行うために、常時、妊産婦の母体と新生児を受け入れる体制を整えている医療施設だ。

　同院は、2006（平成18）年1月、島根県で唯一、総合周産期母子医療センターに認定された。島根県下には、ほかに地域周産期母子医療センターが、3施設（島根大学医学部附属病院、松江赤十字病院、益田赤十字病院）あり、周産期ネットワークにより連携しながら、島根県の母子の命を守っている。

　同院の総合周産期母子医療センターには、母体胎児集中治療室（MFICU）が3床、新生児集中治療室（NICU）が6床、他に母性病棟41床、新生児回復室（GCU）が18床ある。同センターでは、産婦人科医、新生児科医、各1人が当直、さらなる緊急手術、重症患者さんにいつでも対応できるように各1人が待機（オンコール）対応することにしている。切迫した状況の場合には、ドクターカーやドクターヘリで現場へ急行することもある。

　「当センターでのMFICUとしての役割は2つあります。1つはハイリスクな早産のお産に対応することです。もう1つは、大出血など母体の合併症から母児を守りながらのお産への対応です。MFICUの3床は常にほぼ満床です」

　そう話すのは、母性小児診療部長で産婦人科部長の栗岡裕子さんだ。ハイリスク分娩はもともとの持病などが把握されているような場合はいいが、脳出血など不測の事態が起こる可能性も常にはらんでおり、緊急の場合は、同院の救命救急センターをはじめ、各科の専門医の技術が心強いバックアップになっていると栗岡さんは話す。

　「私は、お産は予測の医療だと思っていまして、たいへんなことを切り抜けるのがかっこいいのではなく、たいへんなことになる前に対処することが大切だと思っています。でも懸念していたことが起こったときには、他科の先生方に助けてもらわないとなりません。当直に入るときにはいつも、助産師さんの作ってくれる他科のその日の当直者リストを見て、すぐ連絡

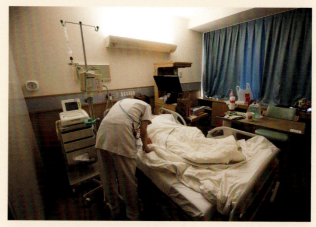

写真1　母子胎児集中治療室（MFICU）

周産期医療　巻頭企画　地域連携で県民の安心を

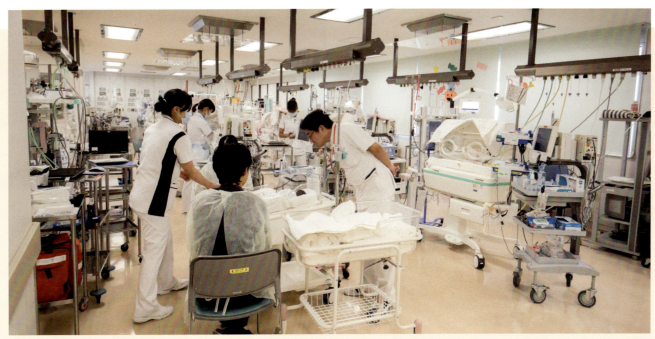

写真2　新生児集中治療室（NICU）

がとれるようにしています」

● ハイリスク分娩から出生した児の命をつなぐNICU

　無事、母体の安全が確保できた後は、早産で産まれてきた新生児、予期せぬ状態で生まれることになった児は、新生児科のNICUにバトンタッチされる。

　「年間約900人の分娩数という当センターで、早産などの原因で入院する新生児は約500人です。当院のNICUに入院する子の中には、成育限界に近い、かなり早く生まれた児もいます。他院で出産した新生児でも28週以下だと当院のNICUで対応します。成育限界といわれる22〜23週の早産で出生となる児もいます。体重でいうと1500g未満が30人程度で、そのうち10人前後は1000g未満です。22週から23週の子というとまだ500gに満たず、24週でようやく500gを超える程度です」

　そう説明するのは、新生児科部長の加藤文英さんだ。

　「私たちはNICUで、一刻を争う命の危険から新生児を救っているのですが、治療というのとは少し違います。早く生まれすぎたことで、あらゆる機能ができあがっていない子たちを生きられるようにアシストして、命をつないであげることなのです。

　例えば、肺がまだ未熟なため呼吸できないのを人工呼吸器で助けたり、口からちゃんと飲めないのをチューブで栄養を入れてあげたり、体温を保持するために保育器を使い、点滴で体に必要なブドウ糖、アミノ酸、脂肪といったものを入れて、一人立ちできるまでを見守るのです。もちろん早く外界へ来てしまった不安定な命ですから、細心の注意が必要です」（加藤さん）

　2014年には当院でも初めて300g台の早産児を救命することができましたが、母体の中での出生前診断で胎児奇形や心臓病が判明した場合には、母体ごと島根大学へ搬送するなど周産期ネットワークを活用する。

● 未熟児網膜症から新生児を守る

　NICUに入っている新生児で注意しなければならない病気の1つに、未熟児網膜症という眼の病気がある。眼の奥の網膜に異常な血管が増えて網膜に損傷を与え、最悪の場合、失明するという病気だ。同院のNICUで新生児の未熟児網膜症の光凝固術というレーザー治療を行い、その症例数は県内随一である眼科部長の渡邊正樹さんはこう説明する。

　「私は当院で27年間以上未熟児網膜症を診てきました。28週未満で生まれた166例中、未熟児網膜症を発症した症例は162例。1500g以下で生まれた479例中発症した症例は300例です。そして、ここ9年では、未熟児網膜症を発症した129例のうち、光凝固治療を受けたのは47例、手術で他院へ紹介したのは9例でした。昨今、周産期医療の技量があがったため、従来なら助からなかった子が、より小さく早

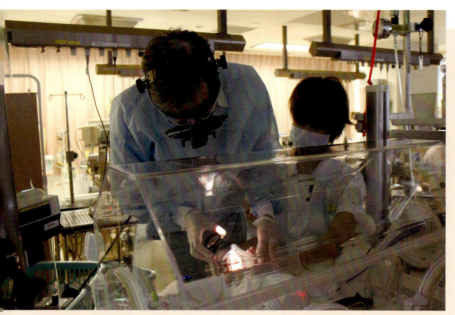

写真3　未熟児網膜症の診療・治療

く生まれても助かるようになりました。その結果、未熟児網膜症はより重篤な症例が増えています」

未熟児網膜症で治療が必要になるのは、3分の1程度で、ほかは経過観察となる。治療を行った場合には、経過観察をして、4週間ごろが最も多いが再発していた場合には手術を実施する。治療後は定期的な経過観察が将来にわたって必要である。この手術ができる医師は全国でも数少なく、渡邊さんは福岡県の産業医科大学を主に紹介している。

「手術はもちろん光凝固療法を実施している眼科医はきわめて少ないです。総合周産期母子医療センターにはそういう眼科医が常勤で在籍していると思いますが、後継者があまり育っていないのが、将来的な懸念材料です」

無事に命をつないで、さまざまな検査や治療を経て退院できた新生児は、その後、1500g以下で生まれた子は3歳まで、1000g以下で生まれた子は8歳まで経過観察をする。その後、さまざまな病気になることもある。早産だと病気になりやすいというデータはあるものの、必ずしもそれが原因かどうかは分からないため、不安なことは主治医に相談してほしいと加藤さんはアドバイスする。

● 安心安全な出産で未来を支える

総合周産期母子医療センターは、ハイリスク分娩だけではなく、もちろん通常分娩も大きな役割だ。

「私たちは正常分娩の範囲で仕事をしています。正常と異常の境目の観察を密にして、どう適切に先生方に伝えていくかが重要です。その後は看護師的な役割を果たし、先生の診断、指示に従って動きます」

そう話すのは母性病棟・主任助産師の渡辺真美さんだ。現在、同センターには37人の助産師が在籍している。

「良好なお産は、助産師さん努力のたまものです。無事に出産するまで不安だらけの妊産婦のためにさまざまなケアをして、陣痛のときも寄り添ってくれています。私たち医師は生まれるよと言われたら"ハイ"って行くだけです」（栗岡さん）

同院の10年ほど前の統計では、助産師のみの分娩、医師が若干介入する分娩、帝王切開など医師がいないとできない分娩がほぼ3分の1ずつだったという。

「今は、出産年齢が高くなったことや帝王切開が増えていて若干、医師のいないとできない出産が増えている傾向かもしれません」（栗岡さん）

現在、出産にあたっては、母親教室などで勉強をしてもらっているというが、渡辺さんはこうアドバイスする。

「若いうちから女性はもちろん男性にも妊娠出産に対する正しい知識を持っていただきたいと思います。いつでも産めるというのではなく、年齢的にも妊娠出産した方がいい時期があるということを認識していた

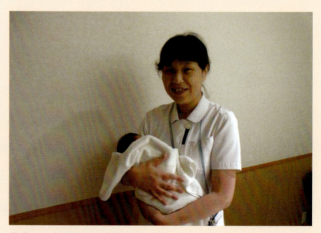

写真4　助産師さんが赤ちゃんを抱いています

| 周産期医療 | 巻頭企画　地域連携で県民の安心を |

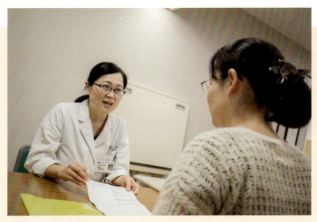

写真5　妊婦・授乳婦の服薬カウンセリング

だきたいと思います」

　昨今、妊娠出産年齢の高年化と子宮頸がん発症の若年化により、がん発症と妊娠がリンクしてしまうという傾向が全国的にある。島根県は、幸いにも同院顧問の岩成治さんが提唱し実現した、通常の子宮頸がん検診とHPV検診の併用検診という、全国でもまれな検診を実施したことで、子宮を摘出して妊娠を諦めるといった悲しい例はない。また、妊娠時期に乳がんを発症し、将来に向けて、卵子凍結をして治療にのぞむ女性も増えている。そんな困難を乗り越えても安心安全に赤ちゃんを産みたいという女性を日々サポートする。

　少子化、産婦人科医不足、医療訴訟などネガティブな情報が新聞紙上やニュースを賑わすこともあるが、産婦人科医療のすばらしさを理解して、ぜひ若い優れた人材に周産期医療を志してほしいと栗岡さんは話す。

　「私たちのチームはみんな、子どもが大好きで生き生きと仕事をしています。過酷な現場ではありますが、他科と一番違う大きな点は、唯一病院に来るのがおめでたいのが産科なのです。だからこそ安全第一で母子ともに笑顔で帰っていただくことが私たちの大事な使命であり、やりがいなのです」

　日本の未来を支えるといっても過言ではない周産期医療にぜひ注目してはいかがだろう。

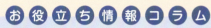

母親学級

母性小児病棟看護部長
落合　永美（おちあい えいみ）

　当院では、毎週火曜に当院で健診中の妊婦さんとその家族を対象に母親教室を開催しています。産婦人科医師や助産師、栄養士、歯科医師などさまざまな職種が専門的立場から妊婦さんをサポートしています。妊婦さん同士の友達づくりも目的の1つとしており、グループワークなども取り入れています。すこやかなマタニティーライフを過ごしていただき、新しい家族を迎える準備をしましょう。スタッフ一同、安心安全なお産を支援していきます。

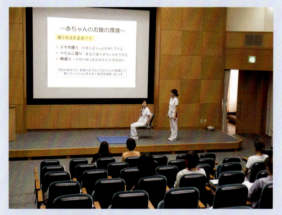

写真7　母親学級

こうのとり学級

外来看護科 不妊症看護認定看護師
勝部　愛子（かつべ あいこ）

　「赤ちゃんがほしいけど、なかなかできないな」と悩んでいる方を対象に、2か月に1回（奇数月）約1時間、不妊の検査や治療、生活上のポイントなどについて、医師と不妊症看護認定看護師が分かりやすく説明しています。希望者には、その後個人面談（要予約）も行っています。参加者からは「受講するまで数か月も悩んだけれど来て良かったです。気軽に質問ができてアットホームな感じでした」という感想をいただいています。ぜひご夫婦で来てみませんか？

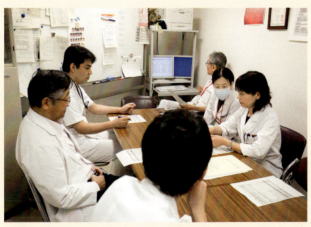

写真6　医師、助産師ほかのカンファレンス

感染症から県民を守る

医療安全推進室・感染制御チーム

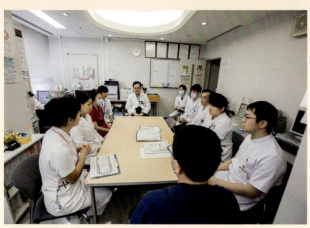

写真1　感染制御チーム（ICT）のカンファレンス

● 出雲圏域唯一の第二種感染症指定医療機関

　感染症とは、ウイルス、細菌、寄生虫など病原微生物によって起こる病気だ。昨今、感染症に対する警戒が強まっている。昔ながらのコレラ、ペスト、マラリアといった病気は、我が国では過去のものとなり、海外からの観光客や帰国者が持ち込む以外は、心配ない輸入感染症だが、エボラ出血熱やデング熱、ジカ熱、次々と変化して毎年のように人々を脅かす新型インフルエンザなど、新たな感染症の恐怖が襲いかかっている。過去の病気だった結核も再び要注意の病気になり、はしかなども決して侮れない。

　そんな感染症の診療を行っているのが感染症科だ。島根県では初の感染症診療科として、2011（平成23）年4月に開設された。

　「当科は、直接、外来で患者さんを診療することはありません。各科の外来や病棟で、患者さんが安心して診療を受けられるように、各科の相談にのったり協力しながら、感染症を防ぐための仕事をしています」

　そう説明するのは、感染症科部長の中村嗣さんだ。

　毎週、感染症についてのカンファレンスを行い、各科、各局から集まった担当者とともに話し合う。

　そして、同院は、出雲圏域唯一の第二種感染症指定医療機関だ。これは感染力や症状の重さで危険性が高いとされるポリオやジフテリア、重症急性呼吸症候群（SARS）、鳥インフルエンザ（H5N1・H7N9）、中東呼吸症候群（MERSコロナウイルス）、結核などの二類感染症、そして新型インフルエンザなどの感染症患者さんやその疑いが高い患者さんの発生に対して対応できる病院だ。国の基準を満たした第二種感染症指定病床6床（陰圧個室）を持ち、感染症が疑われる症状を持つ人が外来を受診したときには予防のために一般外来と区切られた感染症外来へ案内し診療にあたることができる。

　地域との連携を図るため、近隣の5病院と年4回は相互に巡回したり、合同でカンファレンスを開いている。

● 院内感染を監視し未然に防ぐ

　病院内での感染症には、細心の注意が必要だ。院内で処方する抗生剤が効かなくなる。耐性菌などの問題もあり、院内感染が起こってしまうと、免疫力の弱い高齢者の患者さんや術後などで免疫の低下している患者さんは命にかかわる。

　「院内の感染制御のための業務は、感染制御チーム（ICT：インフェクションコントロールチーム）と医療安全推進室が連携して行っています。ICTには、医師、看護師、薬剤師、臨床検査技師、消毒滅菌部門スタッフ、事務担当者などが参加し、その中で、私をはじめとする9人の専任スタッフがいます。ICTは週1回、院内

| 感染症医療 | 巻頭企画　地域連携で県民の安心を |

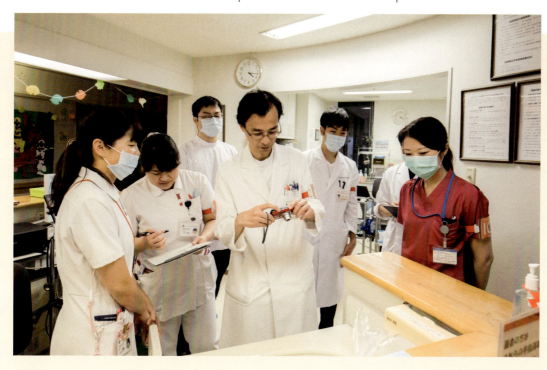

写真2　感染制御チーム（ICT）のラウンド

を巡回するラウンド業務を行っています。外来や病棟、手術室ほか院内の要所には、感染リンクナースという看護師も配置されています」（中村さん）

● "感染症ポリス"は日夜活躍する

　ICTは、感染症に関する職員教育、各種相談業務、患者さんを耐性菌から守るために抗生剤の使用状況などをチェックし院内感染を防ぎ、注意すべき病原菌の検出なども行う。

　そんなチームの中で中心となって活躍するのが、感染管理認定看護師の妹尾千賀子さんだ。

　「当院は症候群サーベイランスという監視業務を行っています。毎朝出勤するとまず、発熱、咳、嘔吐、下痢、発疹といった症状がある患者さんの場合は、前日の電子カルテからアラート情報というものが送られてくるため、それをチェックして心配な場合は病棟に問い合わせます。また、毎日、細菌培養の検査結果が午前10時頃に出てきて、感染管理システムに反映されますので、それを見て患者さんの状況を把握します。この情報は検査室から各科へも送られるので、対策がとられているかを確認します。さらに、JANISという厚生労働省の院内感染対策サーベイランスにも参加していますので、データを集計して送っています」（妹尾さん）

　通常の看護業務とは趣を異にする、まさに "感染症ポリス" のような仕事ぶりだ。

　「ほかには、職員健康管理ツールというのがありまして、これも毎朝、各職員が電子カルテシステムにログインするときに、まず健康状態を聞く画面が出てきますので、発熱や嘔吐、下痢症状にチェックした人には受診や早退を促したりします」

　妹尾さんは、ほかにも看護師や職員向けの研修を担当したり、また、その時々の注意すべき感染症の情報を逐一調べ、各科との情報共有を徹底する。

　「患者さんが耐性菌を持ったまま転院することもあるので、地域の施設との連携により情報を共有することも重要です」

　患者さんの家族はもちろんさまざまな人が院外から訪れるため、その人たちへの啓発も大切だ。

　「咳が出る方は、マスクをしていただくとか、熱っぽい人はお見舞いを避けてもらうこともお願いします。困ったこと、おかしな症状があると思ったときなどはいつでも近くのスタッフに声を掛けてください」

　妹尾さんはそうアドバイスをくれた。

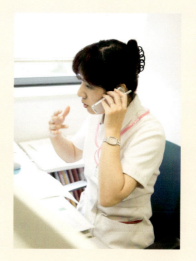

写真3　症候群サーベランスで、各病棟に問い合わせをする妹尾看護師

入院前から在宅まで切れ目のない、ぬくもりの医療を

入退院支援・地域医療連携センター

● 在院日数の短縮を補う

病院の中央玄関を入ると左側にある『やおよろず相談プラザ』。その中に『入退院支援・地域医療連携センター』はある。島根県の地域医療連携の要だ。同センターの役割は、患者さんの思いに寄り添い、地域の医療機関と連携し、住み慣れた地域で療養や生活を継続できるよう支援することだ。

「スタッフはセンター長含め総勢30人。同センターでは、専門の看護師がプライバシーに配慮して個室で不安の聞き取りやオリエンテーションなどを行い、心身とも最適な状況で入院できるようにしています。退院支援・退院調整、医療相談は、在宅医療支援の看護師と医療ソーシャルワーカーがきめ細かな対応に努めています」

そう話すのは、入退院支援・地域医療連携センター長補佐で看護局次長の伊藤日登美さんだ。

昨今、急性期病院は医療機能の分化が進み在院日数がどんどん短くなっている。医療処置を残したまま退院していく患者さんも多いのが現状だ。そのため各地域の医療施設、あるいは在宅へ治療をつなげるように調整して帰ってもらうことはとても重要なのだ。

現在、同センターは「図1」のように組織化されている。

● 地域と病棟の連携をさらに密に！

「入院が決まると看護問診を行い、検査・治療を受ける上での注意事項、また手術を受ける患者さんであれば手術に備えた体調管理についての説明をていねいに行います。

そして検査・治療・手術により中止しなければいけ

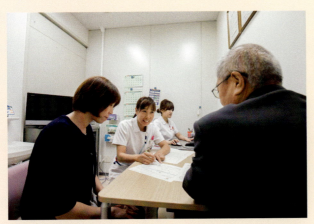

写真1　入院前の患者さんへのオリエンテーション

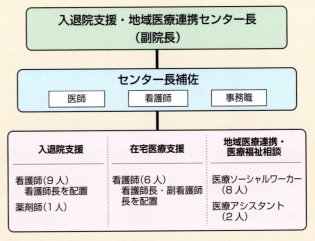

図1　入退院支援・地域医療連携センターの体制

地域連携　巻頭企画　地域連携で県民の安心を

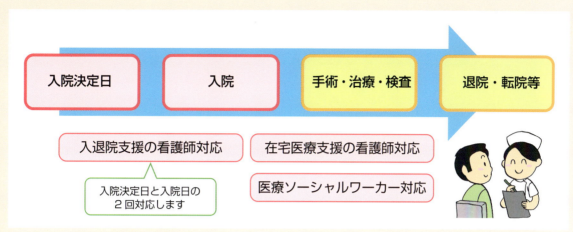

図2　入院決定時から退院までの流れ

ない薬がある患者さんには、薬剤師が面談を行い、確実な休薬に向けた説明を行います。

入院前からのこれらの関わりにより、患者さん・ご家族、そして医療者側も安全に安心して治療にのぞめるようにします」

そう説明するのは、入退院支援の看護師長松田由紀さんだ。入院支援があることで、治療が円滑に進み、結果的に良好な予後にも反映されるのだ。実際、事前に病棟へ、患者さんのADL（日常生活動作）や認知面など情報を提供することで、患者さんに合った部屋を準備できるようになり、入院中の部屋の移動も少なくなったという。

一方、入院前から退院支援が必要になると予測される患者さんやご家族には、在宅支援スタッフや医療ソーシャルワーカーなどと連携して医療支援にあたる。

「国が進めている医療政策上では、退院支援がとても重要です。病棟の看護師が、退院後の患者さんのことをどれだけイメージできて支援できるかがポイントです。在宅医療支援の看護師が診療科ごとに担当して、退院支援を行います。看護師は24時間患者さんのことを看ていろんなことを予測します。在宅でこの人はどうなるのかとか、合併症をどう予防するかについてなどさまざまです。気になる点のある人については事前に医療ソーシャルワーカーに伝え在宅につなげます」

退院後、在宅医療を受ける場合の支援を担当するのが、在宅医療支援の看護師長岡田千秋さんだ。

「私が在宅医療支援の看護師として2015（平成27）年に配属された当時は、地域の在宅の訪問看護ステーションからの問い合わせが多かったのですが、退院時に必要なケアや処置の準備をして帰ってもらうことで、問い合わせの数が減りました。うれしいことです」（岡田さん）

出雲圏域の在宅医療事情は恵まれており、自己完結率約90％だ。医師会も積極的で、病病連携会議、地域連携看護師会議があり情報交換も密に行われている。

「地域と病棟と双方を知っていることが重要です。当院は医療ソーシャルワーカーと在宅医療支援の看護師が二人三脚で対応するようになっています。医療処置や訪問看護が必要な患者さんには在宅医療支援の看護師が関わっています。今後は病棟と地域がダイレクトに話をできる環境づくりが大切だと思っています。在宅療養に不安がないように、地域のケアマネジャーとの連携を密にして、安心して退院していただけるよ

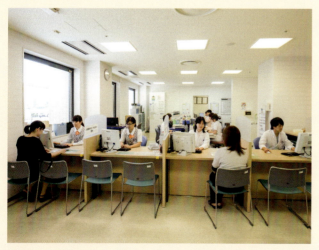

写真2　入退院サポートセンター（やおよろず相談プラザ）

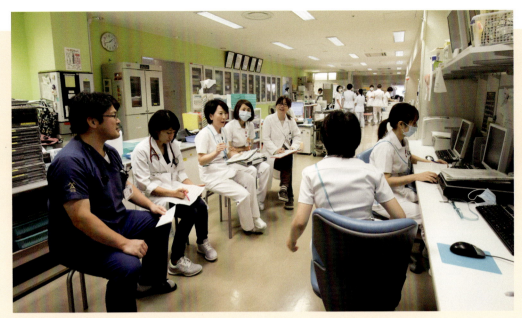
写真3　多職種が参加し、患者さん一人ひとりのカンファレンスを行っている

うに努力をします」(岡田さん)

● 療養生活上の不安に細かく対応

　患者さんや家族は治療以外にもさまざまな不安を抱えている。医療ソーシャルワーカーは、療養生活上の不安に対応する。
　入院費や生活費などお金のこと、介護が必要な親や育児が必要な小さな子どもなど家族のこと、そして仕事のことなど不安は尽きない。不安を傾聴し一緒に考えて情報を提供したり、専門機関につないだりする。
　「患者さんの背景は一人ひとり違います。経験を積み重ねていく中で、さまざまな患者さんと出会い、適切な対応ができるように心掛けています」
　そう話すのは、同センターの医療ソーシャルワーカーの景山晴美さんだ。
　現在、同センターには、医療ソーシャルワーカーが8人在籍する。
　入院前と同じ状態で退院する患者さんばかりではない。歩行が可能なのか、誰と暮らしているのか、誰が介護するのかといった、その人の状態や生活背景や思いを理解することが大切だ。
　退院時には、看護師との両輪でそれぞれの専門的視点を活かし、患者さんや家族が安心して退院後の療養や生活が継続できるよう支援している。
　病院の機能分化が進み、病院間の連携がさらに求められている。2004年から出雲圏域の9つの医療機関の医療ソーシャルワーカーを中心に、出雲圏域病病連携会議がネットワークされ、毎月1回会議を開催し、顔の見える関係のもと情報交換や課題の検討などを行い、円滑な連携を図っている。この会議やその他のネットワークを通し、行政、介護施設、ケアマネジャーなどとの連携を推進することが、患者さんの安心につながっていく。
　センターを訪れる人々の相談にのるのは、医療ソーシャルワーカーの萬代由喜子さんだ。がん患者さんの相談支援も行っている。
　「仕事・日常生活・育児・介護など、さまざまな相談があります。がんの各認定看護師など院内専門職にも入ってもらって、不安の軽減・問題解決の支援をしています」
　がん相談は、中央病院に通っていない人も相談できることを知らない人が意外と多いようだ。
　今後の課題は、少しでも多くの人に利用してもらうことと、病気になったことで悩む方への相談支援をどうより充実させていくかだと萬代さんは話す。

● 連携強化のための研修も

　同センターは、地域の医療従事者に対してもさまざまな支援をする役割を担っている。センター長補佐で、総合診療科医長の今田敏宏さんは、地域の医療従事者向けの研修を行う研修委員長だ。
　「地域の充実を図り、連携を強化するための研修を

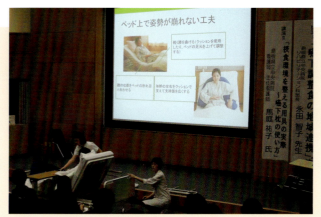

写真4　地域医療支援病院研修会

行い、在宅も含めて医療の質を高めていくのが目的です。これまでは地域の医師会向けに最新治療のアナウンスなどを行ってきましたが、今は看護師、介護福祉士、歯科医なども含めた全ての医療従事者に対しての研修です。内容もバラエティに富んでいて、講師も認定看護師や薬剤師などさまざまです。最近要望が多いのは高齢者の嚥下障害やがん患者さんのリハビリなどです。常にタイムリーな話題を提供することを心掛けています」

今後はアンケートをとってテーマを募集するという。

● 未来の医療は連携医療

医療連携を担う若い看護師を育てるため、2016年度から経年教育の中に在宅支援という教育も加えた。キャリアアップ研修では、訪問看護実習を2日間行い、訪問看護師と一緒に病院で担当していた患者さんの自宅を訪問できるように配慮してもらっている。

「キャリアアップ研修は2015年までで179人が終了しています。どういう風に支援すればいいかがイメージできたという反応が多くありました」（伊藤さん）

これからは、急性期病院の医師も地域医療や在宅医療の視点を持ち、退院していった患者さんについてもっと関心を寄せるべきだと強調するのは今田さんだ。

「私たちが病院で診る患者さんは、症状が悪化して戻ってきた人です。しかし、それよりも何倍もの人が元気で過ごしているはずなのです。それがなかなか分からないので、"家でこんな風に元気で過ごしています"という姿がフィードバックされると、医師の診療の励みになり、モチベーションがあがります。成功例の蓄積もでき、次の患者さんを診るときのヒントになります。ですから退院させるのがゴールではなく、地域に戻った人々の元気な暮らしぶりのフィードバックをもらってはじめてゴールなのです」

今田さんが今考えているのが、地元へ帰った人の情報を『まめネット』で共有することだ。

「例えば、家に帰って家族に囲まれている写真、リハビリをがんばっている写真、畑仕事している写真などをアップして、それをセンターから各病棟にアナウンスすれば、文章よりインパクトがあって盛り上がると思います。自分の診た患者さんが、在宅でどうなっているかが見えることは重要なのです」

医療は複数のチームで連携しなければ立ちいかない時代になっている。それは院内だけではなく、病病、病診連携、中央と各地域のさまざまな職種の連携だ。同センターの果たす役割はますます重要になっていく。

お役立ち情報コラム

まめネット

副院長
小阪 真二（こさか しんじ）

まめネットは高セキュリティの専用回線を使い島根県全域をカバーする医療情報ネットワークです。患者さんがまめネットに参加されれば、県内複数の医療機関にかかっていても、診察・検査・処方などの情報が相互の医療機関で共有できます。ただし、患者さんが閲覧を許可しない限り、医療機関は患者情報の閲覧はできません。診療所からまめネットで当院の予約を取ることも可能です。情報を連携し、医療機関の役割分担に対応するよう運用しています。

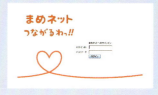

まめネット
ログイン画面

"ドクターG"と放射線診断のスペシャリストが支える地域の医療

地域医療科・放射線科

● 地域医療を担う総合診療医と代診医

島根県には、医療機関が必要とする医師数不足と、都市部と地域とで医師数にばらつきがある「地域的な偏在」や、産科、小児科など特定の診療科の医師が不足する「診療科による偏在」といった課題がある。

こうした状況に対し、県は、現役医師を『呼ぶ』、将来の地域医療を担う医師を『育てる』、県内で働く医師を『助ける』という3本柱を中心とした総合的な対策を実施している。

島根県立中央病院は、地域医療連携や地域医療の連携強化を図るため、代診医制度や遠隔画像診断の実施などの地域医療支援を積極的に行っている。

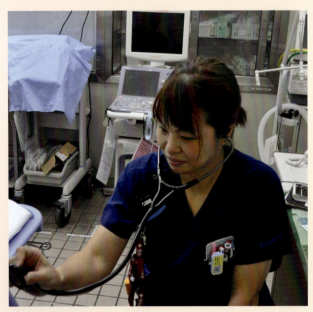

写真1　代診医の現地での診療

代診医制度とは、地域の公立診療所で、1人体制で診療にあたっている医師が学会に出掛けたり、休暇を取ったり、産休や体調不良などのときに、その医師に代わって診療にあたる医師を同院から派遣する制度だ。

「代診医は、当院の地域医療科部長を中心に、総合診療科の医師など10人前後でローテーションして、県内全域の地域の病院や診療所に派遣しています」

そう話すのは総合診療科部長の増野純二さんだ。

増野さん自身、地域医療を支える医師を育てる自治医科大学出身で、10年間地域医療に携わった経験がある。あらゆる病気を初期治療時に横断的に診察できる総合診療医、いわゆる"ドクターG"として活躍してきた。そして若い総合診療医の育成にも尽力している。

「地域での1人診療所の場合は、何でも診ることができなければなりません。病気だけではなく、症候の勉強が必要です。例えば、発熱という症状でどういう病気を考えるか、その診断力が問われます。1人だと不安になることもありますが、いろんな情報を聞いて類推しながら診断をつけ、場合によっては専門的な治療を施してくれる大きな病院に患者さんを送ります。重大な病気を見つけ患者さんを救えたときには、とてもやりがいを感じます」（増野さん）

代診医や地域医療にかかわった医師は、そのような地域医療の感覚を中央病院に持ち帰る。そして総合診療医として、地域のかかりつけ医と協力して、健診結果で異常が複数見つかった患者さんや、病気を複数持っている患者さんの場合、どう優先順位をつけて治

地域医療　巻頭企画　地域連携で県民の安心を

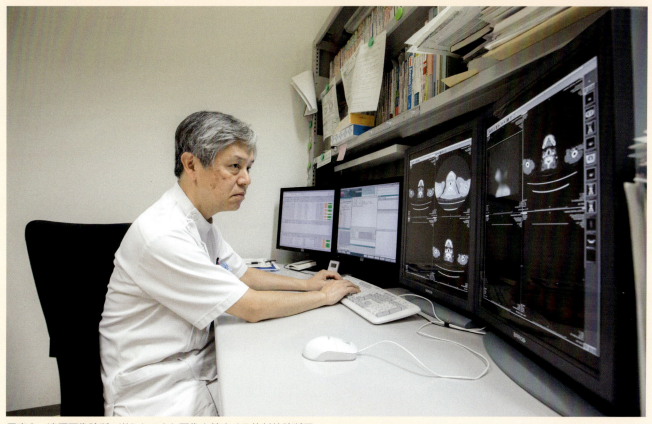

写真2　遠隔画像診断。送られてきた画像を精査する放射線診断医

療を行うかなどを判断してコンサルトする。住民が健康に暮らしているかを診るという命題も与えられ、常に地域を見すえる。高齢化社会には欠かせない医師なのだ。

「NHKの『ドクターG』で少し総合診療医の認知が高まったかもしれません。ぜひ、この機会に、自分の地元に目を向ける医師が増えてくれることを期待しています」

そう話す増野さんは、県民の皆さんにこうメッセージをくれた。

「代診医はピンチヒッターといっても、皆プロフェッショナルの総合診療医です。安心して何でも相談してください」

● 遠隔画像診断が離島の命を救う

医師の派遣ではなく、中央病院にいながら、離島医療に大きく貢献しているのが、遠隔画像診断システムだ。同院では、隠岐の2つの病院からインターネットにより、送られてくるCTやMRIの検査画像を放射線科部長の児玉光史さん以下5人の診断専門医が読影し、適切な診断を下す。1999（平成11）年、同院が現在の地に移転した翌年の2000年、このシステムを導入した。

現在、多い日には40件、通常でも20件以上は送られてくるという。年間では6000件程度の読影をしている。

先方で読影して不安な場合、やはり専門医に診てもらうと安心だ。

「遠隔画像は救命救急外来でも見ることができます。そして、緊急の場合は先方からは画像送信と同時に電話がかかります」（児玉さん）

診断の結果、ドクターヘリが出動し命を救うこともあるし、がんやほかの病気を早めに発見して手術で根治するといったことも多々ある。遠隔画像診断は、離島の医療にとって、なくてはならない手段なのだ。

島根県がん施策の中心的存在

地域がん診療連携拠点病院推進委員会

● がん診療連携拠点病院としての役割を担う

　国民の2人に1人がかかり、3人に1人ががんで亡くなるという時代だ。がんの種類別のかかる傾向は、地域によって多少の特色はあるものの、おおむね同じようにかかる病気だ。しかし、治療における地域間格差はずっと指摘されてきた。

　島根県は、2006（平成18）年9月、『島根県がん対策推進条例』を全国に先駆けて制定した。その発端は、大腸がん患者だった報道カメラマンの佐藤均さんが、がん医療の地域格差の是正や、未承認薬の早期承認などについて、患者グループとともに声を上げたところにあった。佐藤さんは亡くなったが、その遺志を継いだ妻と仲間たちの尽力により条例は制定された。

　それ以降、「がん予防の推進」「がん医療水準の向上」「患者支援」という3つの柱からなる総合的ながん対策に取り組んできた。

　現在は、2013年から2017年までの5年計画である新たな『島根県がん対策推進計画』が策定され実施中だ。

　そんな島根県のがん施策の中心的役割を果たすのが島根県立中央病院だ。同院は、地域がん診療連携拠点病院に指定されている。都道府県がん診療連携拠点病院である島根大学医学部附属病院ほか、県内に5か所ある地域がん診療連携拠点病院の1つだ。

　がん診療連携拠点病院とは、院内がん登録500以上、がんの手術件数400以上、化学療法件数1000以上、放射線療法200以上などの要件を満たし、診療にかかわる医師をはじめとするスタッフの人数の規定を満たすなど、地域のがん医療に貢献している指標をクリアすると、厚生労働省により指定を受ける病院だ。

　「当院は、各診療科とは別に、がん医療の現場にかかわるチームが複数あります。がんの告知を行う段階から終末期まで、全国に誇れる最善のがん医療を県民に提供すべく、スタッフは一丸となって努力しています」

　そう話すのは、地域がん診療連携拠点病院推進委員会委員長で医療局次長の森山政司さんだ。森山さんの話どおり、同院はがん診療におけるチーム医療に定評がある。

● 多職種のチーム制でがん治療に立ち向かう

　がんのチーム医療について、2015年の秋、島根大学で実施されたチーム医療の研修会が行われた。その研修会に看護師、薬剤師、ソーシャルワーカーとともに出席し、同院のチーム医療の状況を発表したのが、検査診断科部長（血液腫瘍科兼務）の若山聡雄さんだ。

　「当院ではスタッフがさまざまなチームに参加することで、診療科を越えた、多職種での横の連携が強くなっています。例えば医師でいえば、他科に正式に診療を依頼する前に、電子カルテによる情報共有などを通じて気軽にコンサルトを受けたり、やりとりを日常的にしています。小回りがきき、風通しの良い関係を

| がん医療 | 巻頭企画　地域連携で県民の安心を |

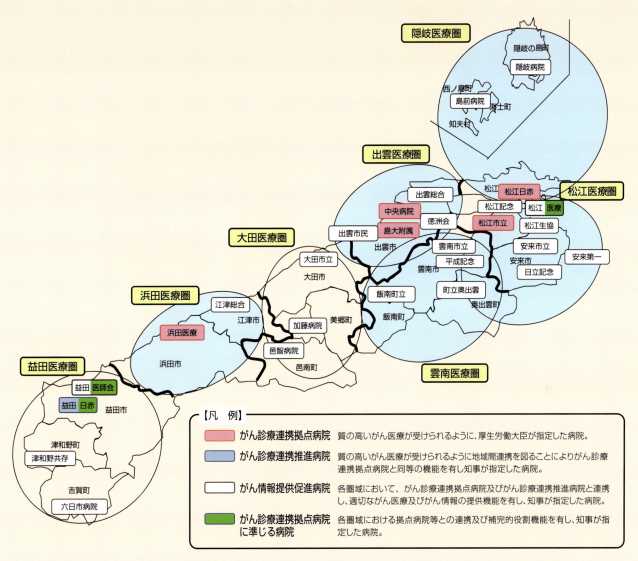

図1　がん診療連携拠点病院・がん診療連携推進病院・がん情報提供促進病院・がん診療連携拠点病院に準じる病院配置図

保っているのが当院の誇れる点です」(若山さん)

　1人の患者さんに対してさまざまな観点から最良の治療アプローチができるのだ。同院での治療後も地域との連携により、地元へ戻った患者さんのサポートも行う。

　2017年4月から、さまざまながんを横断的に治療にあたれる臨床腫瘍専門医(腫瘍内科医)の在籍が実現できる見込みである。現在、それとともに外来化学療法室をさらに充実させていきたいと、森山さんと若山さんは口をそろえる。

　次に多職種でチームを構成し、日々さまざまな活動をしている、島根県立中央病院のがん医療の現場で、実際にどんなことが行われているのか、各チームごとの取り組みについて紹介していこう。

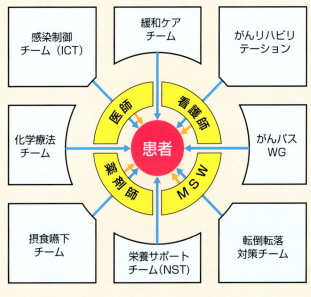

図2　チーム医療

安全確実で根治性の高い治療を！
——5大がん　乳がん、肺がん、肝がん、胃がん・大腸がん内視鏡治療・外科手術

次に臓器別のがんで、患者数の多い5大がんといわれる乳がん、肺がん、肝がん、胃がん、大腸がんそれぞれの治療の現場を紹介しよう。

● 鉄壁のチームワークで乳がん治療と患者支援を実践　乳がん

女性のがんで発症率が一番高いのが乳がんだ。昨今有名人で自らの乳がん発症を開示する人が増えており、関心度は高まっているものの、検診率は、いぜん3割程度と低いという。

「乳がんを発症する方は、40歳代から50歳前半が多く、社会的にも重要な時期で、患者さんにとっては一番病気になりたくない時期になってしまいます。ただしその一方、早期で見つかれば9割の方は治るがんです」

そう話すのは、乳腺科部長の橋本幸直さんだ。

乳がんは手術後の補助化学療法もがんの顔つき（タイプ）によってさまざまな選択肢がある。治療後も元気な患者さんが多いが、比較的たちの良いといわれる

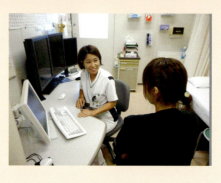

写真2　乳がん看護認定看護師と患者さんの面談

ホルモン受容体が陽性の人が受ける、ホルモン療法は5年以上かかり、乳がんは根治といえるためには、10年間経過をみなくてはならない。そのため再発の不安を抱えながら、長く付き合っていかなければならないがんなのだ。

「がんを告知される時点から、治療方針が決まるとき、そして手術が終わって、化学療法や放射線療法に入るとき、再発してしまったときなど、必ず先生方の診療に同席して、その後、ご本人やご家族にさまざまな説明をしたり、相談にのったりします」

乳がん看護認定看護師の原真紀さんは自らの職務をそう説明する。

また、できるだけ地元の医療機関と連携し、対応することが大切だという。そして、がん地域連携パスの活用が大切なのだ。

「がんパスは、出雲市の医師会と協力して私たちが作り、今は乳がんが一番運用しています。地域の連携先の医療機関は、特に資格などハードルを設けずに、手を挙げてくれたところと連携を進めてきました」

そう説明するのは、がんパスワーキンググループのサブリーダーを務める乳腺科医長の高村通生さんだ。3人の医師1人当たり、初診では10人、再診でも40〜50人ずつ担当するという外来の混雑を軽減するためにも、がんパスはかかせないシステムだ。

「マンパワー的なところは常に課題ですが、チームワークのよさでそれをカバーしています」

カンファレンスでは常にお互いの患者さんについて情報共有し、お互いに言いたいことを言い合える関係

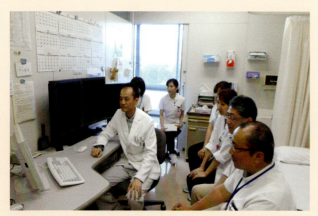

写真1　乳がんカンファランス

だと話すのは、乳腺科医長の武田啓志さんだ。

実は、乳腺担当の医師３人は、島根大学の同じ医局出身で、しかも１年ずつ違いの先輩後輩だというからうなずける。

「30年来の付き合いだから心強いです。でも１人こけたら、みんなこけそうなので、後進の育成も大切ですね（笑）」（武田さん）

橋本さんが県民の皆さんへのアドバイスで結んだ。

「乳がんは早く見つけてきちんと治療すれば治るがんです。家族を守るためだと思って、検診をきちんと受けて自分の体を守ってください」

● 分子標的薬の進歩で大きく変わった肺がん治療　肺がん

早期発見が難しく、発見されたとき、手術が可能なのは３割程度という難治がんが肺がんだ。ところが、手術ができないと根治は見込めず、抗がん剤治療による延命を目指すというのが過去の現状だった。しかし、昨今、分子標的薬という、さまざまな遺伝子の変異を目印にして、がんだけをピンポイントに叩ける薬が、肺がんでは次々と登場してきた。

「私が肺がんの薬物療法を志した頃は、治らないといわれていたのが、限りなく根治に近づく治療を実現できるようになってきました」

そう話すのは、呼吸器科部長の久良木隆繁さんだ。

中央病院では標準治療を重視し、その上で個々の患者さんの全身状態や年齢ほか、さまざまな要因を的確に判断して治療方針を決めている。外科、放射線診断科、放射線治療科、病理科と合同カンファレンスも欠かせない。

「標準治療というと平均的な治療と勘違いする方が多いのですが、標準治療というのは"特上の治療"です。先進医療はもちろんのこと新しい治療は、まだ評価の定まっていない不確実な治療だということをしっかり認識して治療を受けてください」

久良木さんがもう１つ強調するのは、治せるがんを決して放置しないということだ。

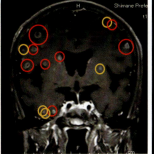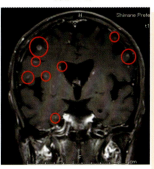

写真３　新規分子標的薬の効果（オシメルチニブ）

「患者さんにも強く申し上げたいです。検査の結果でまだ早期といわれても決して治療を先延ばしにしないでください。３か月経ったらどこかへ転移してしまう可能性は充分にあります。転移をしないうちなら治すことができます。すぐに全身の検査を行って、適切な治療を受けてください」

肺がんの世界では確実に延命効果のある薬が出てきている。ある薬が効かなくなっても次に使える薬が増えていることを認識して、その都度、検査を受け、希望をもって治療にチャレンジしてほしいと久良木さんは強調した。

● ウイルス除去と早期発見治療で延命できる肝がん　肝がん

肝がんも難治がんだったが、昨今、肝がんの原因の６割を占めていた肝炎ウイルスの治療薬の進歩によって９割のウイルス性肝炎は治るようになった。そして、早期の小さいがんを発見できれば、お腹を開く手術ではなく、患部に針を刺して高周波で焼き切るラジオ波焼灼術という治療で治せるようになった。同院では現在、肝がんの９割にこの治療が実施されている。

「ラジオ波焼灼術は、繰り返し行うことができます。肝がんは再発しやすいがんではありますが、その都度取り除いていけば、10年以上生きることもできます。高齢の方であれば、がんになっても天寿をまっとうできる場合が大いにあるのです」

中央診療部長の高下成明さんはそう力強く語る。

「そのためには、とにかく早く見つけることです。最近では生活習慣病でなる肝がんの比率も増えていますから、例えば定年を迎えた以降こそ、きちんと定期検診を受けてください。若い頃に無茶な生活をしてい

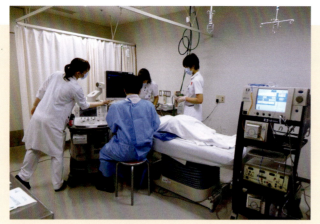

写真4　肝がんのラジオ波焼灼術

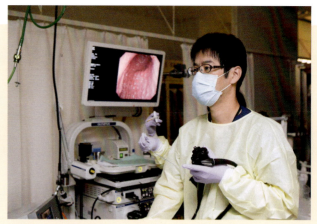

写真6　ESD治療

た人は特にです。肝がんは早く見つければ大丈夫な時代になったのです。ところがひとたび進行してしまうと、治らない、しかも最後はとてもつらい症状に苦しむがんです。ぜひそのことを肝に銘じてください」

● 安全性と根治性を第一に進行度に応じた適切な治療を　胃がん・大腸がん

　胃がん、大腸がんは、患者数の1、2位のがんだ。全体の死亡者数こそ肺がんより少ないが、大腸がんは女性で死亡者数1位、男性では3位、胃がんは男性が2位、女性が3位という現状だ。

　ただし、早期に発見すれば、お腹を切らずに、口や肛門から入れた内視鏡でがんを切り取ることができるようになった。

　「粘膜にとどまっているがんであれば、内視鏡による治療が可能です。内視鏡検査をして、2cm未満のがんで見つかれば、内視鏡的粘膜切除術（EMR）という方法で日帰り手術も可能です」

　そう説明するのは消化器科部長の藤代浩史さんだ。

　藤代さんたちは、それよりも大きい粘膜がんの場合にもESD（内視鏡的粘膜下層剥離術）という内視鏡治療を選択する場合もあるが、外科とのカンファレンスにより、慎重に適応を決め、外科に腹腔鏡手術を依頼することもある。協力態勢が強固な内科と外科で、安全性と根治性を担保した治療を実践する。

　「進行度に応じて、ガイドラインに沿ってきちんと標準治療を行うことが重要だと考えています。もちろん新しい治療も積極的に取り入れていますが、安全性と根治性は譲れません」

　そう話すのは外科部長の徳家敦夫さんだ。現在、胃がんについては腹腔鏡手術の内視鏡で取れないが、早期のがん、そして大腸がんでは進行がんも腹腔鏡手術は標準治療となっている。2016年9月から日本内視鏡外科学会の技術認定を取得（大腸）している金澤旭宣さんが入職し、体制はより強化されている。

　「私たちのような地方の病院では、高齢であったり、ほかの病気をもっていて手術が難しい患者さんも多いため、無理は禁物なのです。慎重に適応を決めて、確実な手術をすることが大切だと考えています」

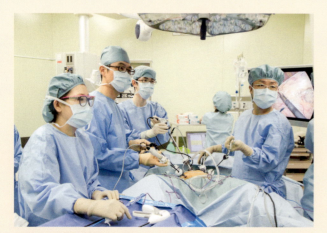

写真5　腹腔鏡手術

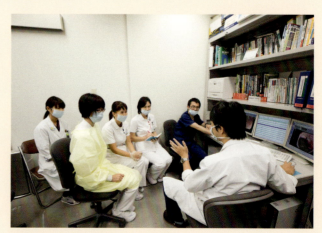

写真7　ESD治療のカンファレンス

根治・延命を目指すための重要な医療
——がん化学療法・放射線療法・がんリハビリテーション

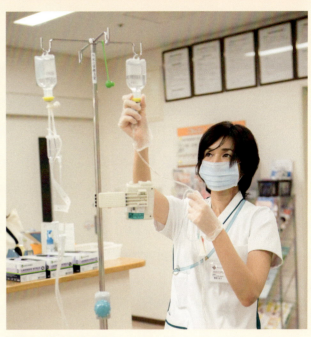

写真2　外来化学療法

● 安心安全な薬物療法を日々管理し、患者さんを支援

　がん治療における薬物療法は、昨今、通院による外来化学療法が常識となってきた。薬によっては、初回だけ入院して副作用などを確認する場合もあるが、その後は通院治療だ。

　同院でも、外来化学療法室で、抗がん剤治療が行われている。そんな抗がん剤治療を受ける患者さんの支援にあたるのが、がん化学療法看護認定看護師の奥野映子さんだ。

　「患者さんが、抗がん剤治療を開始するときに、薬の服用の仕方、副作用などについて説明し、相談にのります。さまざまながん種や進行度、患者さんの個々の背景などがありますので、それを考慮しながら対応させていただきます。また、場合によっては、抗がん剤治療を受けるかどうか悩んでいる人の相談にのることもあります。治療を決める時点では皆さん不安感でいっぱいのこともありますので、専門的な知識を分かりやすく説明して、納得してもらって治療に入ってもらいます」

　外来化学療法室は、リクライニングシート11席とベッドが4つあり、多い日では1日約30人が訪れる。奥野さんは、点滴の管理、副作用の相談、過敏症や急変への対応、確認などをし、相談の電話にも対応するという多忙さだ。

　現在、外来化学療法を受けるのは乳がん患者さんが一番多く、その次が、大腸がん、肺がんだ。

　「乳がんの患者さんは、ホルモン療法などでは治療期間が長くかかりますので、その間の心の揺れもあり、年齢的にも若いので、仕事、家事、育児などいろいろな悩みを抱えています。以前、将来の妊娠出産のことを考えて悩まれていた方がいらして、乳がん看護認定看護師やほかのスタッフと協力していろいろと相談にのりました。その後、彼女は無事に出産することができました。とてもうれしかったです。一方ではつらいエピソードもいっぱいあるのですが、患者さんを支えていくのはとてもやりがいがあります」（奥野さん）

　患者さんや医療スタッフへ薬の情報を届けるのは、

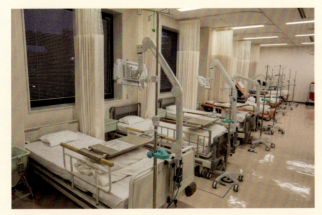

写真1　外来化学療法室

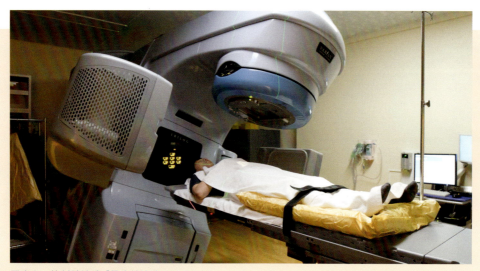

写真3　放射線治療「最先端治療システム」

がん専門薬剤師として活躍する園山智宏さんだ。

「医師から申請された、抗がん薬の組み合わせや量、速度、投与スケジュール、吐き気止めの指示、副作用に対する対応などをまとめたもの（レジメン）の内容を事前に確認して審査委員会で検討したり、レジメン内容を間違いなく処方できるよう、電子カルテへの登録を行ったり、実際の処方内容に問題がないかのチェックなど、抗がん薬治療の全般に関する管理を行って、安全に薬が投与されるよう注意しています」（園山さん）

患者さんに対しては、外来・入院を問わず、初回に投与スケジュールや生じうる副作用とその対処法などを説明し、その後は定期的に面談して副作用のチェックを行っている。昨今では、がん以外の病気ももっている高齢者が多いため、普段飲んでいる薬の情報を把握することも、がん治療を行う上では重要だ。

また、医師や看護師からの薬に関する問い合わせや、新薬に関する情報提供の依頼についても相談に応じている。薬局に対しては、がん地域連携パスの一環として情報提供書を用いた薬薬連携を行っている。

● **低侵襲で根治を目指す放射線療法**

手術以外の局所療法として、昨今その存在感を増しているのが放射線治療だ。手術適応であっても手術を希望しない人、高齢者、ほかの病気をもっていたり、全身状態により手術が困難な患者さんの場合には、放射線治療が適応される。

「肺がんや食道がんでは、抗がん剤治療を先行する場合も、放射線を照射する化学放射線療法を並行して行う場合もあります。手術以外の選択肢となります。体にやさしく根治を目指すことができる治療です」

そう話すのは、放射線治療科部長の黒田覚さんだ。

同科では、強度変調放射線療法（IMRT）という、多方面から強弱をつけた放射線で患部をピンポイントに照射し、他の部位の損傷を極力抑える放射線治療も実施している。現在、IMRTは前立腺がんの治療に対してだけ行っている。尿失禁の予防や男性機能温存にすぐれている。

また、放射線治療は、痛みの除去など、緩和ケア的な治療としても活躍する。

「骨の転移や神経圧迫による痛みなどに対応できるのも放射線治療の利点です。早期から終末期まで、さまざまながん種に対して力になれる場面が多い治療であることをぜひ認識していただきたいと思います」

同科には、がん放射線療法看護認定看護師も1人在籍しており、治療の説明や副作用の対処法などについてきめ細かく対応してくれる。

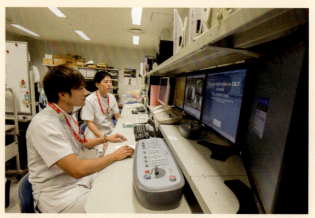

写真4　放射線治療「最先端治療システム」

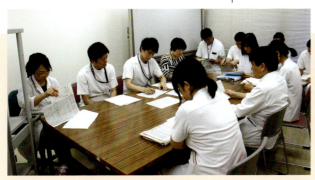

写真5　がんリハビリカンファレンス

● がん治療をバックアップする
　がんリハビリテーション

　治療が円滑に進むためには、患者さんの体力と気力が大きなカギを握る。リハビリテーションといえば、脳卒中による、麻痺や言語障害などの後遺症、骨折による歩行障害など整形外科的な障害の回復を目指すものというイメージをもつ人は多いだろう。

　しかし、昨今、重要視されているのががん患者さんに対するリハビリテーションだ。

　「がんといえば、昔は生命予後が悪かったのですが、現在は、手術や治療による合併症や機能障害を最小限に抑え、がん治療を円滑に進め、社会復帰を目指すようになりました。そのためには、それぞれのがん種特有の機能障害を克服する助けとなるリハビリテーションは重要です。国の施策であるがん対策基本法の中でも、がんのリハビリテーションの大切さが言われています」

　リハビリテーション科部長として、がんのリハビリテーションに力を注ぐ、永田智子さんはそう話す。

　「2013（平成25）年に見直された、『島根県がん対策推進計画』では、リハビリスタッフの育成と多職種によるチーム医療体制の構築が明記されました。ただ、現実にはリハビリを行うには、診療報酬で定められた規定の研修会を受けなければ実施できないのです」

　永田さんらは、東京での研修にスタッフ数人とともに参加し、研修を実施できるライセンスを取得した。そして、2015年12月に、県内を中心に19病院の101人が受講した、中国地方初の、『がんのリハビリテーション研修会』を主催し、永田さんは実行委員長を務めた。

　「この研修会を通じて、リハビリの有資格者が倍増しました。保健診療で認められる資格を与えることができるとても意義のある研修会だったと思います」

　永田さんは、2016年10月8日、9日の2日間で第2回目の研修会を主催した。

　出雲という地域色をアピールし、"神在月（かみありづき）"に実施した。地元キャラクター「しまねっこ」をあしらったオリジナルのどら焼きや封筒、バッジなどを作り、大会を盛り上げた。参加病院は延べ20施設、参加者は99人と大盛況の中で研修会は成功をおさめた。

　「がんのリハビリテーションは、治療を円滑に進めていく上で、また患者さんのQOL（生活の質）やADL（日常身体活動）を維持していくために、ますます重要になると思います」

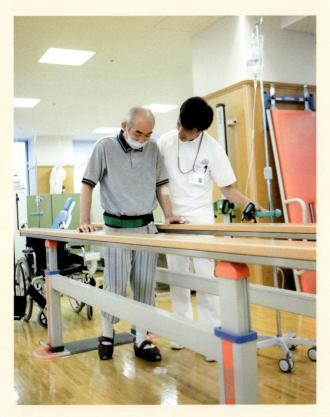

写真6　リハビリに励む患者さんと介助するスタッフ

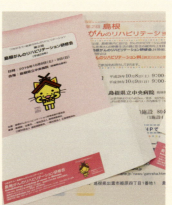

写真7　中国地方初となる地方主催開催のがんリハビリテーション研修会のポスター・ノベルティ

初診から終末期までの心身の苦痛を和らげる
——緩和ケアチーム

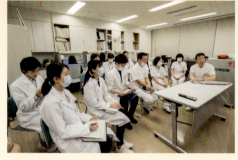

写真 緩和ケアカンファレンス

● 多職種チームで活動する緩和ケアチーム

　緩和ケアという言葉を聞くと、ホスピスを思い浮かべ、終末期に痛みや心身の苦痛を取ってもらう治療だと思っている人はまだ多い。

　しかし、現在のがん医療における緩和ケアは、がんの診断を受けた段階から終末期に至るまで、がんと付き合う間に起こるあらゆる苦痛や悩みを和らげて、より良い生活を送ることができるよう支えていくケアと理解すべきなのだ。緩和ケアは、治療の初期段階から着手した方が余命も延びるという報告もあるのだ。

　とはいうものの、理想通りの緩和ケアを実践するためには、各病院のモチベーションとたゆまぬ努力が必要となる。

　同院には、多職種で構成されるチームが数々あるが、緩和ケアチームもその1つだ。2005（平成17）年に発足された。

　同院には緩和ケア科や緩和ケア病棟はなく、緩和ケアに関する専門のスタッフがチームとして緩和ケアを提供している。外来や入院、診療科を問わず提供できるように体制を整えている。毎週火曜の14時から16時まで開設する緩和ケア外来と週に1回定期開催する緩和ケアチームカンファレンス、適宜回診を行っている。主診療科の医師、病棟看護師とともに緩和ケアチームカンファレンスを行い、患者さんやご家族のつらい症状が少しでも和らぎ、その人らしく過ごすことができるように努めている。最近は、がん以外の病気をわずらう患者さんやご家族のつらさへの対応依頼も増えている。

　「単一の科でないことで、むしろさまざまな専門職の知識と技術を結集することができており、患者さんにとって有益な診療につなげることができていると自負しています」

　そう話すのは、緩和ケアチームのリーダーで、総合診療科医長の今田敏宏さんだ。今田さんとともにチームでの中心的役割を果たすのが、緩和ケア認定看護師の小松歩美さんだ。小松さんは医師や各部署の看護師からの依頼を受けると、その部署に出向く。依頼の内容により、体の痛みなどの苦痛の場合は医師、精神的苦痛の場合は精神神経科医師や臨

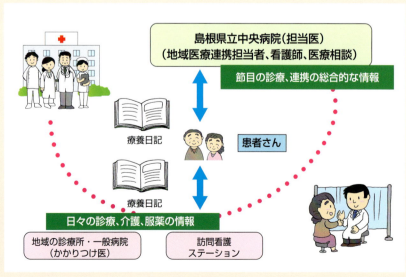

図1　緩和ケア地域連携パスのしくみ

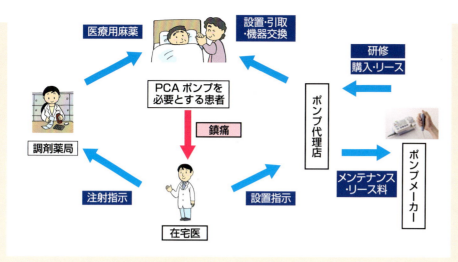

図2　出雲モデルPCAポンプ運用

さんに届け、痛みがつらいときには、自らボタンを押して医療用麻薬を投与できるようにするために、地域の酸素業者や薬局にPCAポンプの代理店となってもらい、供給しやすい体制を整えたのだ（図2）。このシステムを導入してから2年余が経ったが、40件に貸し出しが実施され、在宅の看取り率が80％となった。全国平均の看取り率は12％程度なので、これは大きな貢献力だ。患者さんおよびご家族には「このポンプのお陰で、かけがえのない時間を住み慣れた家で過ごすことができた」と言ってもらっている。

「患者さんは夜中などに痛みを感じたとき、家族に気兼ねして我慢してしまう場合があるのですが、それがなくなり、苦痛を除去しながら、ぎりぎりまで家で過ごすことができるようになったのです。今後はこのシステムをあらゆるところで広めていけたらと考えています」（今田さん）

今田さんは、全国の少しでも多くの地域にこのシステムを普及すべく、精力的に講演活動を行っていきたいと考えている。

● 命を考えるイベントも開催

さらに、今田さんは院外活動として、出雲にとっての"神在月"である毎年10月の第3土曜に、『いのちの輝きを考える日』を開催している。著名人の講演を催したり、命について考えるというイベントだ。

「この日は、タブー視せずに、自分の最期について考えて語りましょうという日です。自分の最期を看取るであろう人と率直に話し合ってもらう機会をつくりました」

2011年の東日本大震災を機に始まったこのイベントは、2016年で5回目となった。

さまざまな新しいアイデアを次々に実践し、患者さんが安心して、治療と向き合えるように、日夜その目配りには余念がない。

床心理士、薬剤に関することは薬剤師、食事・栄養に関することは管理栄養士、経済的なことや制度に関することはMSW（医療ソーシャルワーカー）、日常生活動作を苦痛が少なくできるリハビリテーションなどは理学療法士や作業療法士など、その相談によって、チーム内のさまざまな専門職種につなぐ。外来、各病棟に緩和ケアリンクナースが配置されていて、患者さんやご家族の苦痛をキャッチして、各部署で話し合い、小松さんに連絡をする。緩和ケアチームとのつなぐ役割を果たしている。

「患者さんの苦痛を早くキャッチして対応するために、『生活のしやすさに関する質問票』に記入をしてもらいます。苦痛のスクリーニングです。患者さんは闘病中にさまざまなストレスを抱えています。ですから、ご自分で悩みを抱え込まないで、ぜひ相談していただき、一緒に考えていきたいです」（小松さん）

在宅や地域の施設に帰った患者さんの場合には、『緩和ケア地域連携パス』を使い、今後の治療や症状管理の確認、連携の確保などについて、かかりつけ医と同院が情報を共有する。そして必要な医療を遅滞なく受けられるようにする診療計画書や患者さん本人の希望を記入することができる、『わたしが大切にしていること』『わたしの療養記録』などといった項目も含まれている『療養日記』（図1）があり、重要なデータベースとなる。

● 出雲発、全国行の"出雲モデル"を考案し実践

今田さんらは、『出雲モデル』といわれる出雲発のシステムも全国へ向けて発信している。

これは、PCA（自己調節鎮痛法）ポンプを在宅の患者

治療計画書で地域と中央病院を結ぶ
──がん地域連携パス

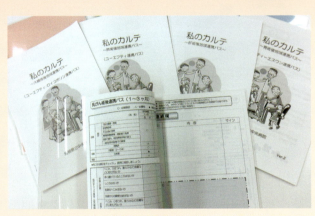

写真　『私のカルテ』

● 主治医とかかりつけ医の2人主治医体制を実現

　がん地域連携パスとは、患者さんが、同院を退院後、同院の主治医と地元のかかりつけ医という2人の主治医が、患者さんの診療について情報を共有するための治療計画書のことだ。がん診療連携拠点病院ではこのシステムを作り、運用することが義務づけられている。このシステムの利点は、退院後の患者さんは、定期的な検査や特殊な診療以外、日常は地元の医師により経過観察をしてもらえることだ。

　『私のカルテ』という患者さん自身がもつ冊子を利用して、症状の推移や検査結果などを共有し、治療が必要となった場合には次の治療法の検討とすばやい治療対応ができる。もちろん、看護師、薬剤師、ケアマネジャー、家族も情報共有できる。

　「患者さんが安心して、地元にお帰りになれると同時に、病院と同じ検査を地元のかかりつけ医でも行えるように連携できます。しかし、なかなかこのシステムを理解していただくのは難しく、いろいろと頭をひねっていました。そのとき、寸劇で説明しようと思い立ち、私が脚本を書きました」

　そう話すのは、前出のがんパスのワーキンググループでもリーダーを務める、総合診療科医長の今田敏宏さんだ。約11分の寸劇は、DVDに収録され、患者さんへの説明のみならず、院内のスタッフの教材としても活用され、患者さんへの説明の質の統一と時間の短縮に貢献している。

　「以前は、院内で説明担当者をおいていたのですが、今では、誰でも説明できるようになってきました」（今田さん）

● がんパスの運用件数が多いのは乳がん

　現在、がん地域連携パスは、5大がん（乳がん、肺がん、肝がん、胃がん、大腸がん）で活用されている。なかでも一番運用件数が多いのは乳がんだ。運用から5年で、年間100件ずつ、合計500件実施しているがんパスのうちの3分の2は乳がんで実施されているという。

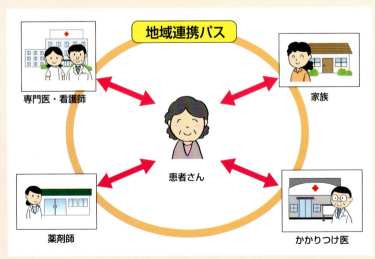

図　がんパス（地域連携パス）

多職種連携で
高度専門的な医療を
安全に提供

24時間体制の緊急心臓カテーテル治療で
急性心筋梗塞患者を救う

内科診療部長・循環器科部長
小田　強
（おだ　つよし）

心筋梗塞とは？

　心臓は1日に約10万回の収縮と拡張を繰り返し、全身に血液を送るポンプのような筋肉でできた袋状の臓器です。心臓の周りには、心臓の筋肉（心筋）に血液を送る栄養血管があり冠動脈（かんどうみゃく）と呼ばれています。

　急性心筋梗塞（しんきんこうそく）とは、多くは高血圧や糖尿病などの生活習慣病を背景に、コレステロールなどがたまり内腔（ないくう）が狭くなった（動脈硬化）冠動脈の内側にできた血の塊（血栓）によって冠動脈が突然閉塞（へいそく）（血管が詰まること）し、心筋への血液供給が途絶え、時間とともに心筋の細胞が壊れて（壊死（えし））しまう病気です（図1）。

　国内の急性心筋梗塞の年間発症数は欧米の約5分の1と少数なのですが、近年高齢者人口の増加により患者数は増え続け、急性心筋梗塞を含めた心疾患による死亡はがんについで第2位となっています。死亡率が高いのが特徴で、発症者の約30％が亡くなっています。急性心筋梗塞の少なくとも14％以上の患者さんは病院到着前に心肺停止状態となっており、さらに亡くなる患者さんの半数以上は急性心筋梗塞を発症してから2時間以内に死亡していることから、緊急性の高い病気だということを分かっていただけるでしょう。

　命が助かっても、梗塞に至った心筋の範囲が広いと、心臓のポンプ機能が弱る心不全を合併し、日常の穏やかな活動でも息切れが生じたり、入退院を繰り返したりするなどの後遺症が残り、日常生活が大きく損なわれることになります。

　従って、心筋梗塞の最も重要な治療は、閉塞した冠動脈をできるだけ早く再開通させる「再灌流療法」（さいかんりゅうりょうほう）です。これにより心筋梗塞の範囲を縮小させることができるため、救命率を上げ、心不全という後遺症をできるだけ軽くするためには一刻も早い再灌流療法が必須です。

心臓カテーテルによる再灌流

　再灌流療法の中で現在最も主流となっているのが心臓カテーテル治療で、動脈硬化や血栓で閉塞した冠動脈を内側から押し広げる治療法です。具体的には、まずカテーテルと呼ばれる細長い管を、手首や足の付け根の動脈から冠動脈の入り口に送り込み、血管の内腔が映る造影剤をカテーテル先端から冠動脈に注入して、冠動脈の閉塞部位を確認します（心臓カテーテル検査〈写真〉）。

　治療は、極細で柔軟なワイヤーを閉塞部に通過させ、風船のついたバルーンカテーテルを閉塞部に持ち込み、押し広げ、血管の内側にステントと呼ばれる金属の網を留置するのが一般的（風船治療やステント留置などをまとめて冠動脈形成術（かんどうみゃくけいせいじゅつ）と呼ぶ）です（図2）。これらの心臓カテーテルを用いた治

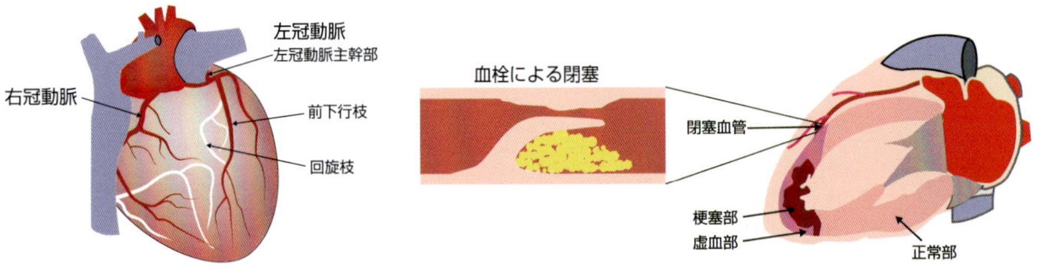

心臓は3本（右冠動脈、左冠動脈前下行枝、左冠動脈回旋枝）の血管で養われている

冠動脈が突然血栓で閉塞し、心筋梗塞を発症

図1　心臓と冠動脈（左）。急性心筋梗塞（右）

多職種連携で高度専門的な医療を安全に提供

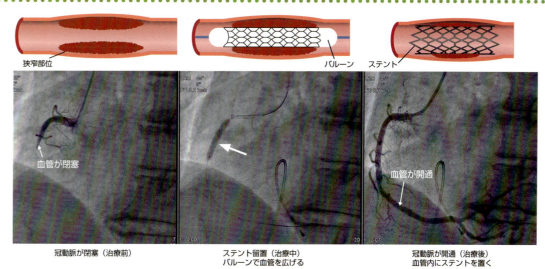

図2　急性心筋梗塞の心臓カテーテル治療（ステント留置術）

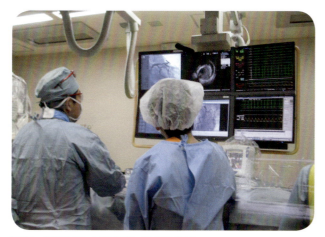

写真　心臓カテーテル検査・治療の様子

療は短時間に再開通が得られ、しかも手術のようにメスで胸を開けることがないため、患者さんの体の負担が少ないことが特徴です。

24時間体制のハートチームで命を守る

1人の患者さんのカテーテル治療には、複数の医師、看護師、臨床工学技士や診療放射線技師など多職種で構成される「ハートチーム」がかかわっています。急性心筋梗塞は重篤（病状が非常に重い）な病気であり、急な容態変化も少なくない緊迫した状況の中で、患者さんの命を救うためには全員がチームの一員として各自の役割を果たすチームプレーが欠かせないからです。病気の安定期には再発防止のための薬物治療、生活習慣改善、心臓リハビリテーションや退院後の環境整備のため、薬剤師、管理栄養士、理学療法士や社会福祉士などもハートチームに加わり、患者さんの健康回復、退院後の社会復帰や継続療養のために全力でサポートしています。

先述したように、急性心筋梗塞は、発症から治療までの時間短縮が非常に重要です。当院は24時間365日緊急で心臓カテーテル治療を行う体制を整えており、ハートチームで迅速かつ的確な治療を患者さんに提供しています。

当院には年間100人前後の急性心筋梗塞患者さんが搬送され、そのほとんどに緊急心臓カテーテル治療を行っています。緊急心臓カテーテル治療を含めた全ての心臓カテーテル検査・治療件数は年間約900件です。急性心筋梗塞を含めた冠動脈形成術の件数は年間約300件で、ここ数年、島根・鳥取両県を合わせた山陰地区で最も多く行っており、他院では治療困難な症例も多数紹介を受けています。

山陰であっても全国レベルの最新・最良の治療を受けていただけるようにハートチームのスタッフ一人ひとりが高い志を持ち、日々精進しています。

お役立ち情報コラム

冠動脈CTとは？

高血圧、糖尿病や喫煙などによって冠動脈の壁にコレステロールやカルシウムがたまる動脈硬化を起こして冠動脈の内腔が狭くなり、心筋への血液が不足し、胸の痛みが生じる病気は狭心症と呼ばれ、心筋梗塞の予備軍と考えられています。以前は心臓カテーテル検査が最終診断の検査でしたが、近年CTの急速な発展によって、心臓カテーテル検査と同じような画像をCTで撮ることが可能になりました。入院も不要で、高齢の患者さんでも施行可能なため、大変好評です。

最先端の不整脈治療

循環器科医長
鈴木 慎介
（すずき しんすけ）

正常な心臓活動と不整脈 ——その治療

心臓は左右の心房、心室に分かれ、4つの内腔が存在します。心房は血液をためておく場所として、心室は全身および肺に血液を送り出すポンプとして働きます。心臓は筋肉の塊であり、筋肉は電気信号によって収縮と拡張を繰り返しています。規則正しく心臓を働かせ動かすことが全身の血液の循環を維持することにつながります。

不整脈とは電気活動の異常を指します。正常より遅く心臓が動く徐脈性不整脈と、正常より早く動く頻脈性不整脈があります。

●徐脈性不整脈

徐脈性不整脈は、失神発作や心不全をきたす原因となります。原因を検査して除去し改善しなければ脈の確保が必要となります。

治療は、症状と重症度に応じてペースメーカー治療が選択される場合もあります。前胸部にある静脈より心臓へ電極リード（ペースメーカー電池への心臓の電気活動を伝えるおよび電池からの電気活動を伝える管）を挿入して、その電極リードに電池をつないで最低脈拍を確保します。

●頻脈性不整脈

頻脈性不整脈は、動悸や失神、息切れを引き起こし、時には心不全の一因となることもあります。その不整脈の主たる発生場所によっては心臓突然死につながることもあります。

治療は、20年以上前までは不整脈薬による治療が主体でした。しかし、薬物治療には限界があり、根治（病気を完全に治すこと）を目指す治療として登場

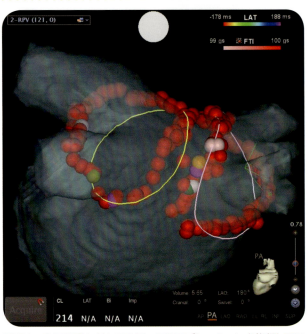

写真1　心房細動に対してカテーテルアブレーションを施行しています。中央の左房から4本の角のように出ているのが肺静脈、赤い点はアブレーションをした部分で左房と肺静脈を隔離するように治療しています

したのがカテーテルアブレーション（心筋焼灼術）です。開発当初は直流電流を使用して、WPW症候群や房室結節アブレーションに使われていましたが、ラジオ波を使用することで安全に高エネルギーの出力が可能となり、カテーテル、カテーテル尖端のtip、3次元mapping systemの開発などの、技術の進歩・医学的知見の広がりによって、現在ではほとんどの頻脈性不整脈が治療対象となっています。

現在の不整脈治療とは、これまでの薬物治療に加え、ペースメーカー、カテーテルアブレーションの3つの治療法を組み合わせてオーダーメードで行います。

ペースメーカー治療とカテーテルアブレーション

ペースメーカー治療の目的は脈拍の確保にあります。一方でペースメーカー治療も進歩しさまざまな機能を有するようになりました。

多職種連携で高度専門的な医療を安全に提供

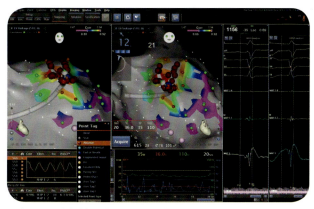

写真2　心室頻拍の治療。心室頻拍の多発に対して行っています。図は3次元mappingシステムの画像で左室を表し、赤い点がアブレーションを施行した部位。これによって頻拍は治療されました

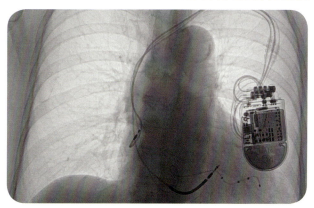

写真3　除細動機能付き両心室ペースメーカーを植え込みされているX線写真。植え込みによって心機能が良くなり、心不全が改善しています

　心室ペーシング（心臓の下の部屋である心室をペースメーカーからの電気活動で動かすこと）をしている患者さんの10％程度で心臓の機能が低下することが知られています。また、心室の電気伝導が悪く心室の収縮性と拡張性を損なうケースもあります。このような場合に心室を挟み込むようにしてリードを配置し、両側から同時にペーシングすることで心機能を保持する方法が開発されました。この方法によって、心臓が効率の悪い動きをすることで心不全になる患者さんの症状・予後（回復経過）を改善できるようになりました。

　また、頻脈性不整脈の中でも、心室起源のものは心臓突然死をきたす恐れがあるものもあります。このような不整脈を止めるための機能、除細動機能が付けられたペースメーカーも使われています。ペースメーカー治療はそれぞれ適応があり、患者さんの状況に合わせた種類を選択し治療を行います。当院では、旧来のペースメーカーから、除細動機能および両心室ペーシング機能を持つペースメーカーまで幅広く対応しています。

　頻脈性不整脈に対して行うカテーテルアブレーションは、現在では心房細動に対する治療が最多です。心房細動とは最も一般的な不整脈で、心房が高頻度（1分間に400回以上）かつ不規則に電気的興奮し、心拍数も上昇し不規則になります。不規則になると心臓の中の血流が停滞して、そこで血液が固まりやすくなり血栓を形成し、その結果として脳梗塞を起こすことがあります。ほかに、動悸症状、心不全の原因となります。心房細動の原因は諸説あり、左房に結合している肺静脈から異常電気信号が発生して心房細動を起こすきっかけをつくり、さらに肺静脈が心房細動を継続させる要因になると考えられています。

　この心房細動に対する治療は肺静脈隔離を行うことが基本となります。「写真1～3」のようにカテーテルを用いて肺静脈ー左房間を連続的に焼灼することで、肺静脈ー左房間の電気的結合を離断して心房細動を抑制させる方法です。当院では2009（平成21）年12月に取り入れ、着々と診療実績を上げています。2016年7月に新しく開発された心房細動治療用器具も導入しています。

当院の現状

　当院は3次救急指定病院の機能を担う公立病院としての使命がありさまざまな疾患で悩む患者さんたちの助けになることが求められています。不整脈治療ひとつ取っても、その治療は日々進化し複雑化し続けています。これに対応するため、ペースメーカー治療、カテーテルアブレーションの日々技術の向上・導入を行っています。

お役立ち情報コラム

**新しい心房細動治療
　──クライオアブレーション**

　心房細動治療の新しい治療方法として登場したのがクライオアブレーションです。直径28mmのバルーン（風船）をマイナス50℃に冷やして接した心筋を冷凍壊死させて肺静脈隔離を行う方法です。これまでの治療との成績比較については今後の研究を待つ必要がありますが、現段階では手技時間の短縮など利点も多いようです。肺静脈の形態・大きさによっては不適応で旧来の治療が必要なこともあります。当院でも2016年7月から治療を開始しています。

島根から大動脈瘤破裂死亡をなくしたい

心臓血管外科医長 上平 聡
心臓血管外科部長 山内 正信

全く自覚症状のない疾患──大動脈瘤

　真夜中、救命救急センターに突然の胸背部痛や腹痛腰痛を発症した患者さんが搬送されてきました。顔面は痛みで苦しみもだえる表情、脈拍は弱く血圧も低い危険な状態です。緊急CT検査の結果、大動脈瘤破裂と診断され手術準備を開始します。その間、ご家族に「大動脈瘤があると言われていましたか？」と聞くと、「○○医院で高血圧の薬をもらっているが、大動脈瘤は聞いたことがない」という返答が大半です。破裂するまで自覚症状のない病気。それが大動脈瘤です。

　大動脈瘤は心臓から全身に血液を送る大動脈が、動脈硬化症で動脈壁が弱くなり、風船のように膨らむ病気です。大動脈瘤はどの部位にも発生しますが、胸部大動脈、腹部大動脈によく発生します（図1）。大動脈瘤ができても血管機能が低下するわけではないため、ほぼ無症状ですが、破裂すると激烈な痛みが現れ、大出血をきたすため、大動脈瘤破裂時の救命率は非常に低いです。唯一確実な治療法は、破裂する前に動脈瘤を発見し手術することですが、無症状な病気のため、健康診断でのX線やがん検診のCT、超音波検査で偶然発見されるものがほとんどです。動脈瘤と診断された場合は、心臓血管外科専門医の外来を受診し、精密検査で治療法を決定するのが最良の手段です。

　当科では、2015（平成27）年の大動脈瘤手術は73例、破裂緊急手術は13例で、全て救命することができました。

大動脈瘤が見つかったら

　大動脈瘤＝即手術というわけではありません。動脈瘤が小さい場合は禁煙と血圧管理しつつ、定期的なCT検査で動脈瘤の大きさの変化を見ていけば心配ありません。大動脈瘤の破裂の危険性が高いと診断された場合は、破裂を予防する手術療法を行います。大動脈瘤の手術治療というと、大手術という印象を持つ方も多いと思います。全身麻酔下に開胸や開腹して、動脈瘤を切除し人工血管に置き換える人工血管置換術は、50年以上の歴史があり術後長期にわたり良好な状態が維持可能な標準的治療です。しかし手術が与える患者さんへの体力的負担が大きく、特に高齢者の場合は術後さまざまな合併症が生じて術前と同じ生活の質を維持できない場合もあります。

　こうした背景から開胸や開腹せずに動脈瘤治療が可能なステントグラフト内挿術が開発され、当科は2011年から積極的に導入しています（写真）。ステントグラフト内挿術とは、足の付け根の動脈から金属の骨格に支持された人工血管（ステントグラフト）を入れて動脈瘤の長さの範囲内に留置し、弱くなった動

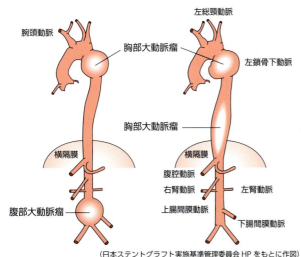

（日本ステントグラフト実施基準管理委員会HPをもとに作図）
図1　大動脈瘤の部位による分類

多職種連携で高度専門的な医療を安全に提供

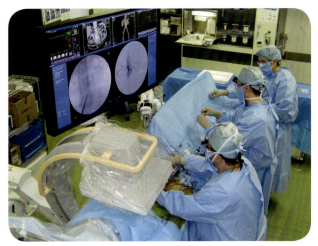

写真　体への負担が少ないステントグラフト内挿術

脈壁を内側から補強し動脈瘤破裂を防ぐ方法です。患者さんの体の負担は人工血管置換術と比較し圧倒的に少ないという利点があります（図2）。

現在、国内では胸部、腹部とも5種類のステントグラフトが使用可能ですが、全種類使用できるのは県内では当院だけで、心臓血管外科医師全員がステントグラフトの指導医、実施医の資格を持っています。

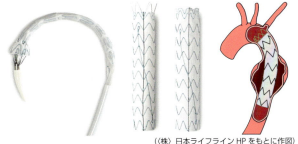

（株）日本ライフライン HP をもとに作図

図2　シースと呼ばれる筒の中にステントグラフトが収納され、X線透視下に大動脈内に留置

徹底的に低侵襲にこだわる

残念ながら全ての大動脈瘤がステングラフト内挿術で治療可能とはいきません。頸動脈や腎動脈に大動脈瘤の位置が近い場合は、解剖学的不適応症例として人工血管置換術を選択する病院が大部分です。しかし患者さん側からすれば、同じような年齢、同じような合併症で、動脈瘤の位置で低侵襲治療（体への負担が少ない）が受けられないのは、極めて理不尽といえるでしょう。当科は他院で解剖学的不適応とされた症例でも、ステントグラフトに特殊な加工をしたり、体表面の人工血管バイパス術を併用するなどしてステントグラフト治療を行うことで、低侵襲治療を実現していま

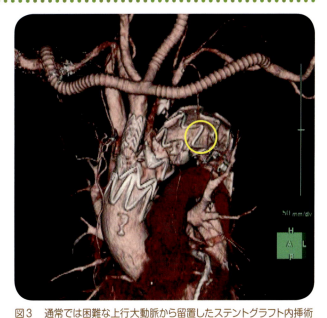

図3　通常では困難な上行大動脈から留置したステントグラフト内挿術

す（図3）。2015年の大動脈瘤手術73例中51例にステントグラフト治療を行い、県内最多の症例数を誇ります。

繰り返しますが、大動脈瘤は無症状の病気です。体に大きな負担をかけずに小さな傷で治療し、退院した日から動脈瘤破裂の心配なく、手術前と全く同じ日常生活に戻ってもらうために、徹底的に低侵襲にこだわり、今後も治療していきたいと考えています。

2013年の厚生労働省、都道府県別主要死因別死亡者数で、島根県は大動脈瘤および大動脈解離による人口10万対死亡率が18.1％で全国4番目の高さでした。動脈瘤と診断されていない潜在的な患者さん、または大きな手術を躊躇している患者さんが県内には多くおられると思います。死亡率を全国47番目にすることが当面の最大の目標です。

お役立ち情報コラム

最新治療を積極的に導入

人工血管置換術でも、2014年7月から術野から大動脈に直接ステントグラフトを挿入するオープンステントグラフトを導入し、心臓基部から横隔膜に及ぶ広範囲大動脈瘤や大動脈解離が安全に治療可能となりました。また下肢静脈瘤に対しても2016年3月から高周波血管内焼灼術（静脈内に細いカテーテルを入れて、高周波電流を流して内側から熱を加えて静脈を焼く治療法）を開始しています。この治療法は傷が目立たず、術後の痛みや皮下出血が少ない利点があります。今後も当科では経カテーテル大動脈弁留置術など最新の治療法を積極的に導入する方針です。

脳梗塞のチーム医療

神経内科部長　脳神経外科部長
豊田 元哉　溝上 達也
（とよだ げんや）（みぞうえ たつや）

脳卒中とは？

　脳卒中は、脳の血管が詰まったり、破れたりして、麻痺や意識障害などを起こす病気です。当院でも年間500～600人くらいの患者さんが脳卒中で入院されます。脳卒中は日本人の死因の第4位ですが、後遺症のため長期の介護が必要な病気の第1位で、予防や治療が重要です。脳卒中の中で最も多いのが、脳の血管が詰まることによって起こる脳梗塞ですが、最近脳梗塞の治療が急速に進歩し、早く治療を行えば経過が良くなることが分かってきました。

最先端の血栓溶解療法とカテーテルによる血栓回収療法

　当院では、神経内科と脳神経外科が協力して、発症急性期（病気になってから、症状が急激に現われる時期。特に脳梗塞はいかに早く治療するかが重要です）の脳梗塞患者さんに対して、最先端の血栓溶解療法、カテーテルを用いた血栓回収療法を行っています。この治療は医師なら誰でもできるというわけではなく、多くの脳卒中治療経験と技術の習得が求められています。当院では救急外来に勤務する医師の協力も得て、神経内科と脳神経外科で24時間、365日治療が行える環境を整えています。

●血栓溶解療法

　血栓溶解療法とは、血管に詰まった血栓に対して、薬を使って溶かす治療です。詰まった血管が再開通すれば、片麻痺（体の右か左どちらか片側の半身で発生する麻痺）などの症状が劇的に改善する可能性があります。しかし脳梗塞でもこの薬は、発症してから4時間半以内に投与しなければなりません。CTやMRIなどの検査をすることを考えると、少なくとも発症して3時間以内に病院へ到着することが必要です。従って、病院に来る前の段階で、患者さんや家族が脳卒中の症状に早く気づいて、救急車を呼ぶこと、救急隊もできるだけ急いで搬送することが求められます。

　出雲地区では消防署とも連携して、脳梗塞が一刻を争う病気であることを隊員の皆さんに理解してもらい、その疑いのある患者さんをできるだけ早く、脳卒中の急性期治療ができる病院に運んでもらうようにしています。しかしながら血栓溶解療法の適応は、時間だけでなく血液検査や手術などの既往にも影響されますので、早く到着されても適応にならない場合もあります。ただ、その際にもできるだけ早く治療するに越したことはありません。

●血栓回収療法

　血栓を溶かす薬を投与しても、効果が少なく、血栓が溶けないことも多くあります。この場合、次の手段として、カテーテルによる血栓回収療法があります。最近の技術の進歩により、これまでの治療では大きな血管の閉塞で、重い後遺症が残っていた患者さんを救う可能性が出てきています。

　具体的には、足の付け根の動脈から細いカテーテルを頭の動脈まであげて、血管に詰まった血栓を吸い出したり、ステントという金属のネットを入れ、血栓に絡ませるなどして取り除く方法です。血栓溶解療法は主に神経内科が行いますが、血栓回収療法は当院では脳神経外科が行います。この治療もタイムリミットがあり、血管を再開通させるまで8時間以内、良好な回

多職種連携で高度専門的な医療を安全に提供

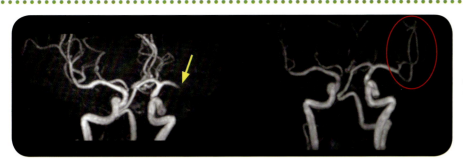

写真1　80歳、女性。右片麻痺、言葉がまったく話せないため救急外来を受診。MRIで左大脳に脳梗塞を認め、左大脳の血管の閉塞を認めました（左／矢印）。発症3時間30分で血栓溶解薬を投与、血管の再開通を認め（右）、症状は全快しました

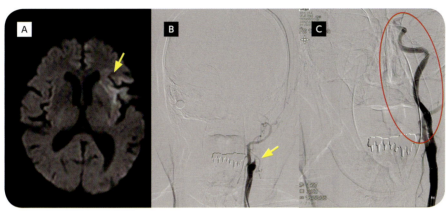

写真2　83歳、男性。ゲートボール中に突然倒れて救急搬送されました。言葉がまったくしゃべれず、右片麻痺もありました。MRI（A／矢印）では左前頭部に淡い梗塞があり、2時間半後に血栓溶解療法を行いましたが症状の改善は得られませんでした。血管造影をすると左脳に行く動脈が根本で閉塞しており（B／矢印）、カテーテルによる血栓回収療法、頸動脈にステント留置を行い、5時間半後に再開通しました（C）。右片麻痺は改善し、若干言葉がしゃべりにくいが、独歩で退院されました

復経過を得るためには、6時間以内に再開通させることが必要です。

連携による早期治療

脳梗塞の治療は、近年目覚ましく進歩しており、特に早く受診された患者さんについては後遺症をほとんど残さず退院される確率が高くなってきています。不幸にして何らかの後遺症が残った患者さんについては、早期からリハビリテーションを行い、症状が安定すれば、回復期のリハビリテーション病院で集中的にリハビリテーションをしてもらいます。

このように、脳梗塞の治療は、「異常の早期発見→通報→搬送→素早い検査→治療→リハビリテーション」といった連携で、できるだけ素早く治療することが後遺症を減らす上で欠かせないのです（写真1、2）。

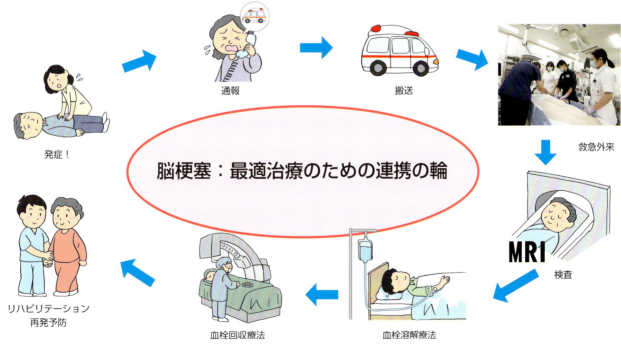

図　脳梗塞：最適治療のための連携の輪

大きく進歩した脳血管内治療
脳動脈瘤、頸部内頸動脈狭窄症に対する血管内治療

脳神経外科部長
溝上 達也（みぞうえ たつや）

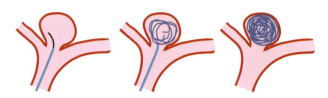

図2-1 カテーテルから非常に柔らかい形状記憶の金属コイルを挿入し、動脈瘤を閉鎖します

脳血管内治療とは？

脳疾患に対する手術はこれまでメスを入れて切る手術が一般的でしたが、最近は血管内にカテーテルを挿入し、切らずに治す治療が脳領域でも広く行われるようになってきました。切る手術は外から見て病変を治しますが、血管内治療は文字通り血管内から病変を治療していきます。それぞれ一長一短はありますが、頭頸部血管の病気ではカテーテルによる血管内治療が、より望ましいことが多くあります。

血管内治療の大きな利点として体への負担が少ないことが挙げられ、予防的な治療の場合、手術の翌日から病棟内は自由行動ができ、術後約1週間で退院が可能となります。

治療法は、全身麻酔を行うか、または鎮痛剤、鎮静剤を注射した後、足の付け根か、肘に局所麻酔剤を注射して動脈にシースと呼ばれる管を留置します。そこから、まずガイドカテーテルと呼ばれる直径2mm程度の管を脳に行く血管の中まで通します。次にこの管の中を通して、さまざまなカテーテルを病変部まで到達させ治療を行います（図1）。

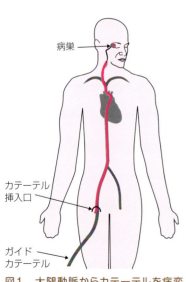

図1 大腿動脈からカテーテルを病変部まで到達させて治療を行います

代表的疾患と治療

1．脳動脈瘤に対するコイル塞栓術（図2-1）

脳動脈瘤（のうどうみゃくりゅう）は、脳血管にこぶ状の膨らみが生じたもので、通常壁が薄く破裂するとクモ膜下出血となり生命を脅かす怖い疾患です。破裂や再破裂予防の治療として従来のクリッピング術に加え、コイル塞栓術（そくせんじゅつ）があります。

クリッピング術は開頭後、脳の溝を分けて動脈瘤に到達し、特殊なクリップを用い動脈瘤を閉鎖させる方法です。確実に動脈瘤を閉鎖できる良い方法ですが、脳動脈瘤が深部にある場合や、複雑な周囲構造に覆われている場合などはクリッピングが困難なときもあります。脳血管内治療によるコイル塞栓術は、血管内から病変に到達するため、場所や周囲構造に影響されず、クリッピングが困難な例でも比較的簡単に病変部に到達できます。

大腿部（だいたいぶ）の動脈から挿入したカテーテルの中から、最終的には1mm以下の細いカテーテルを動脈瘤内に入れます。そこから非常に柔らかい形状記憶の金属コイルを動脈瘤内に充填することで閉塞（へいそく）させ破裂を防ぎます。

動脈瘤の形状によっては、コイルが正常血管に逸脱しやすい場合があり、このときは風船付きのカテーテルも同時に挿入し、風船を膨らませることでコイルの逸脱を防ぎます。また、ステントという金属の筒を動脈瘤部の正常血管に留置し、ステントの隙間からカ

多職種連携で高度専門的な医療を安全に提供

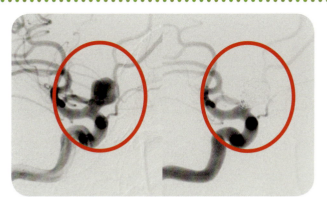

写真1　コイル塞栓前（左）で認めている動脈瘤は、塞栓後（右）には映らなくなっています

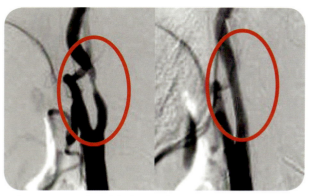

写真2　ステント留置前（左）では高度狭窄を認めますが、ステント留置後（右）では十分な拡張が得られています

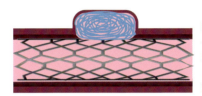

図2-2　正常血管へコイルが逸脱するのを防ぐために、血管内にステントを留置しコイルを挿入することも可能です

テーテルを挿入しコイルを充填することも可能です（図2-2）。

これらの新しい方法を使用することで、これまで治療困難とされていた脳動脈瘤に対してもコイル塞栓術が可能となってきています。「写真1」は実際の例で、塞栓術後動脈瘤は映らなくなっています。

2．頸部内頸動脈狭窄症に対する頸動脈ステント留置術（図3）

頸部内頸動脈は狭窄（きょうさく）が生じやすい血管です。高度狭窄症例は高頻度に脳梗塞（のうこうそく）を発症する可能性があり、狭窄部を拡張させる治療が望ましいことがあります。従来の頸動脈内膜剥離術（はくりじゅつ）に加え、血管内治療として頸動脈ステント留置術があります。

頸動脈内膜剥離術は頸部を切開し、狭窄している頸動脈を露出させ、血管内に存在し狭窄の原因となっているプラークと呼ばれる変性肥厚した内膜を除去する方法です。プラークを確実に取り去ることができる良い方法ですが、病変部の場所や全身状態などにより手術の危険性が高くなる場合があります。血管内治療による頸動脈ステント留置術は、病変部の場所に影響されず、また局所麻酔下での治療も可能で、頸動脈内膜剥離術の危険性が高い患者さんにも安全に行うことができます。

頸動脈ステント留置術の治療法は、カテーテルを大腿部（だいたいぶ）の動脈から頸動脈まで挿入し、狭窄部をワイヤーで通過させます。このワイヤーにそって風船付きのカテーテルを病変部まで誘導し、風船を拡張させます。

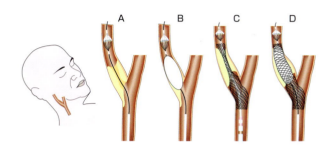

図3　フィルター付きのワイヤーで狭窄部を通過させ（A）、風船付きカテーテルで拡張させた後（B）、ステントを留置します（C、D）

その後、ステントが収納されたカテーテルに切り替えて、狭窄部にステントを留置、さらにステント内で風船付きカテーテルを用い狭窄部を拡張させます。

頸動脈ステント留置術では、血管内の狭窄原因となっているプラークを取り除くことはできず、ステントの外に押し広げることで拡張が得られます。プラークからくずが血管内に遊離し、脳血管に運ばれ脳梗塞を生じる可能性があります。これを防止するためワイヤーの先は傘状のフィルターが展開される構造をしており、遊離したくずはこれで捕獲し、治療後にフィルターを収納し体外に出し回収することで、治療中の脳梗塞を予防します。「写真2」は実際の例です。

お役立ち情報コラム

体に負担の少ない脳血管内治療

脳血管内治療の最大の利点は、体に負担がかかりにくい治療であることです。外科的治療が困難な場合や、全身麻酔の危険が高い患者さんでも安全に治療ができることも少なくありません。これまで、脳動脈瘤や頸動脈狭窄を指摘されて、外科的治療が困難と言われたり、切る手術は怖いため治療をためらっている方は、一度、血管内治療の相談に来てください。脳神経血管内治療学会の認定医・指導医が責任をもって対応します。原則火、木曜の午前中が脳血管内治療に関する外来診察日です。

国民的「病」
糖尿病の治療と予防啓発に取り組む

副院長・内分泌代謝科部長・糖尿病療養支援委員長
伊東 康男
(いとう やすお)

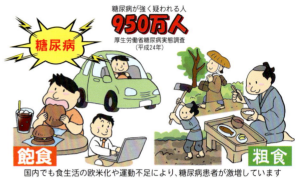

図2　食習慣の欧米化や運動不足によって日本人の糖尿病は激増しました

糖尿病ってどんな病気？

　糖尿病ってどんな病気かご存知ですか？　字に書くと「糖尿」で、尿に糖が出る病気ですが、病気の本体は、血糖値（血液中のブドウ糖の濃度）が持続的に高い状態が続く病気です。糖尿病には1型と2型がありますが、本書では体質や生活習慣から発症する2型糖尿病を中心に説明します。

　日本人の糖尿病の大部分は2型です。2型糖尿病は、糖尿病になりやすい体質を持った人に、過食、肥満、運動不足などの生活習慣が重なると、インスリンという糖を下げるホルモンの働きが悪くなって発症します。日本人はもともと糖尿病になりやすい体質を持っていますが、生活習慣の欧米化によって、日本人の糖尿病は爆発的に増えました。2012（平成24）年の国民健康・栄養調査では、約950万人と報告されており、その後も増加傾向に歯止めはかかっていません（図1、2）。

　糖尿病の症状としては、口渇や多飲などが有名ですが、これらの症状は、よほどの高血糖にならなければ現れません。軽症では症状がないため、発見が遅れたり、治療がおろそかになったりしてしまいがちな病気です。しかし、しっかりした治療を続けないと、糖尿病特有の合併症が出現します。ここが糖尿病の恐ろしいところです。

　糖尿病の三大合併症に、網膜症、腎症、神経障害があります。網膜症は眼に起こる合併症で、進行すると失明に至ります。腎症は腎臓の障害で、進行すると人工透析が必要となります。新規に透析導入が必要となる疾患の第1位は糖尿病です。毎年、1万6000人もの人が、糖尿病性腎症が原因で透析導入が必要となっています（図3）。神経障害は両足のしびれや痛みで始まります。そのほか、動脈硬化による脳梗塞や心筋梗塞も糖尿病の合併症と考えられていますし、足に細菌が入って、壊疽という状態になり、切断に至る患者さんもいます。

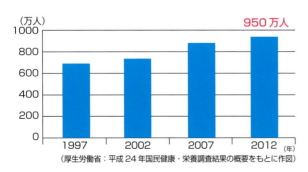

図1　日本では糖尿病患者数が増え続けています

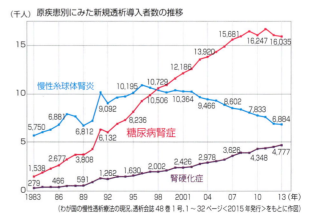

図3　透析導入の原因疾患のトップは糖尿病です

多職種連携で高度専門的な医療を安全に提供

治療の基本

- 糖尿病治療の基本は、食事療法と運動療法、すなわち生活習慣の是正です
- 効果不十分なときは薬物療法を追加します

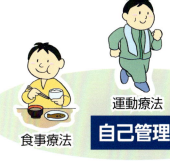
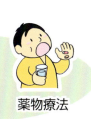

図4 糖尿病治療の基本

糖尿病の治療

糖尿病の合併症は怖いですが、正しい治療を行えば、合併症を防ぐことができます。糖尿病治療の基本は食事療法と運動療法です（図4）。

● 食事療法

基本は、バランスを考え必要以上には食べ過ぎないことです。自分の体格や運動量から、必要なエネルギー量を計算することができます。よほどの重労働でない限り、標準体重×30キロカロリー程度を目安に考えてください。アルコールは、病気の状態によって、適量なら飲んでよい場合と禁酒が必要な場合があります。主治医によく相談してください。適量は日本酒なら1合（180ml）以下、ビールなら500mlまでです。

● 運動療法

激しい運動をする必要はありません。運動は続けることが重要です。一番のお勧めは散歩です。週に最低3日、30分程度散歩していただければと思います。

食事と運動だけでは、効果が不十分な場合は薬物療法が必要となります。糖尿病の治療薬には飲み薬とインスリンがあります。ここ5～6年の間に、新しい治療薬が次々と発売され、薬の選択の幅が大きく広がりました。

当院の糖尿病チーム医療

国内では、糖尿病患者数が急増しています。全国的な増加に伴い、当院でも糖尿病患者さんが増加しています。

当院の糖尿病治療は主に内分泌代謝科が担当しています。糖尿病専門医2人が、糖尿病診療にあたっていますが、患者さんの健康を守るためには、マンパワー不足は明らかです。患者さんに、糖尿病の正しい知識を身につけていただくためには、医師とスタッフが協力して、患者教育に取り組む必要があります。

島根県には、全国に先駆けて立ち上げた島根県糖尿病療養指導士制度があります。糖尿病療養指導士（CDE）とは、糖尿病治療に最も大切な自己管理（療養）を患者さんに指導する医療スタッフです。高度で幅広い専門知識を持ち、患者さんの糖尿病セルフケアを支援します。当院でも、CDEの育成に積極的に取り組んできました。その結果、島根県では最も多い23人

お役立ち情報コラム

外食は上手に利用しましょう

外食の欠点はカロリーが高いことと、栄養のバランスが悪いことです。和風メニューは比較的低カロリーでお勧めですが、どんぶりや麺類のように炭水化物に偏った食事に注意が必要です。中華メニューは油や塩分の量に注意が必要です。洋風メニューは一般的にカロリーが高めです。外食は、1日1食までとし、最近はカロリーを表示している店も多いので、そういう店を利用するようにしましょう。

ファストフードを利用される機会も多いと思います。例えば、普通のハンバーガーは300～400キロカロリー程度ですが、これにフライドポテトとコーラをつけると900キロカロリー以上になってしまいます。サイドメニューは、ポテトをサラダにし、コーラをお茶に変更し、サラダのドレッシングをノンオイルにすれば、カロリーはほとんど増えません。少しの工夫でファストフード店の利用も大丈夫です。

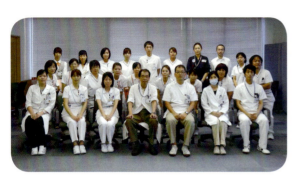

写真1　島根県立中央病院糖尿病療養支援委員会スタッフ　　図5　糖尿病新聞

のCDEが院内外で活躍しており、職種も看護師、薬剤師、管理栄養士、臨床検査技師、理学療法士、歯科衛生士と多種に広がっています。

　2012年4月には、診療報酬上でも透析予防指導管理料が設定され、糖尿病の合併症予防により重点的に取り組むという国の方針もみえてきました。そのような状況の中、患者さんがより良い血糖コントロールを保てるように、合併症が進まないように、患者さんの療養生活を支援していくためのチームをつくろうという声がCDEの中から出てきました。さまざまなバックアップもあり、糖尿病療養支援チームをたち上げました。チームメンバーには、医師（内分泌代謝科だけではなく、腎臓科、眼科の医師も参加）、看護師、管理栄養士、薬剤師、理学療法士、医療安全担当者、医療事務、医療ソーシャルワーカーが所属しています。その後2013年には、チームは糖尿病療養支援委員会に発展しました（写真1）。

多職種連携での啓発活動

　多職種のメンバーが協力し合い、透析予防指導やフットケア外来などの臨床現場での患者さんへの直接的な療養指導だけでなく、糖尿病友の会の支援や糖尿病新聞の発行などの啓発活動にも取り組んでいます。

　当院には40年以上の歴史を誇る「島根県立中央病院糖尿病友の会」があります。定期的に、勉強会、調理教室、リクレーションなどを開催し、患者さん同士の情報交換の場となっています。2015年には、日本糖尿病協会の機関誌「さかえ」にも取り上げられました。友の会には、当院に通院していなくても入会することができます。実際に他院に通院されている会員もいます。入会方法は「情報コラム」を参考にしてください。

　糖尿病新聞は年に4回発行しています。季節に応じた食事の工夫や運動の方法など、さまざまな情報を提供しています（図5）。

お役立ち情報コラム

出雲の冬（柿と餅）

　秋から冬にかけてコントロールが悪化する患者さんをたくさん見受けます。冬場は農作業が減るとか、気温が下がると食欲が増すとかの理由はもちろんですが、出雲地方にかぎっては、柿と餅がかなり悪さをしている印象があります。

　出雲では多くの家で、庭や畑に立派な柿の木があり、秋になるとたわわに実っています。となり近所の家にも柿の木がありますから、自分のところでできた柿は自分が食べなければならなくなり、その結果血糖が上がってしまいます。それに追い打ちをかけるのが、正月のお餅です。お餅は35gが1単位（80キロカロリー）です。35gのお餅とは切り餅にすると5cm四方の厚さ1cm程度の大きさで、少し大きめの消しゴムぐらいです。その食べやすさと相まって、すぐカロリーオーバーとなってしまいます。

　もちろん柿も餅も食べてはいけないわけではないのですが、冬場にコントロールが悪化する方は、柿と餅に思い当たる節はないか考えてみてください。

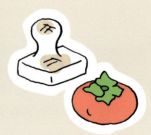

多職種連携で高度専門的な医療を安全に提供

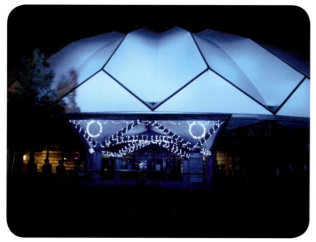

写真2　世界糖尿病デイ、出雲ドームブルーライトアップ（2010年11月14日）

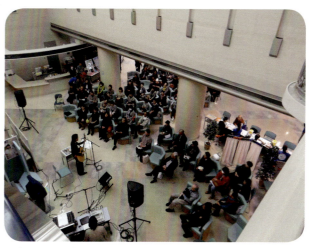

写真4　世界糖尿病デイ、1型糖尿病の歌手HANZOさんのコンサート（2014年11月15日）

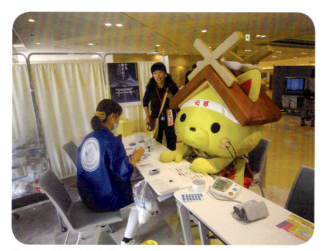

写真3　世界糖尿病デイ啓発イベント、島根県観光キャラクターしまねっこも健康相談受けるにゃ！（島観連許諾第3877号、2014年11月15日）

ファレンスを行い、共通の認識を持って、指導にあたっています。

　教育入院も積極的に行っています。12日間の入院で、糖尿病や食事について、じっくり勉強していただきます。医師や看護師、栄養士、薬剤師などの多職種のスタッフが患者さんの情報を収集・共有した上で、退院後に糖尿病の療養に困らないように患者さん個々の状況に合わせた指導を行っています。またこの間に、インスリン注射の方法を覚えていただくこともあります。

　11月14日の世界糖尿病デイには、糖尿病のさまざまな啓発イベントを実施してきました。2010年には、当院が中心となって、出雲ドームをブルーにライトアップしました（写真2）。また2014年には、当院1Fロビーにて島根県出身の1型糖尿病の歌手HANZOさんのコンサートを中心に開催しました（写真3、4）。

糖尿病外来について

　糖尿病外来は毎日開設しており、常勤医2人と嘱託医1人で対応しています。栄養指導やフットケアもスタッフとの連携がとれており、速やかな対応が可能です。また眼科や皮膚科と連携して合併症対策をスムーズに行える体制ができています。治療がうまくいかない患者さんについては、定期的に外来スタッフとカン

お役立ち情報コラム

島根県立中央病院糖尿病友の会の連絡先

島根県立中央病院
入退院支援・地域医療連携センター内
糖尿病友の会　事務局
TEL：0853-30-6516　FAX：0853-30-6508

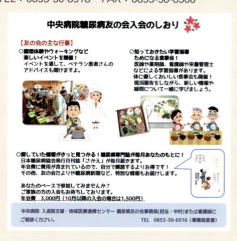

精神科リエゾンチームが果たす役割とは？

精神神経科部長
挾間 玄以（はさま げんい）

ある朝の出来事

　私たち病院スタッフが毎朝病院に来て一番にすること、それはカルテの確認です。受け持ち患者さんの病状に変化はなかったか？　夜は眠れただろうか？　食事は食べているだろうか？　などを確認します。

　そんな中、新人研修医Aさんは、患者Bさんの昨夜の様子が気になりました。Bさんは76歳で3日前に肺炎で入院しました。入院翌日から不眠を訴え、睡眠薬を投与したのに眠れず、昨夜は「家に帰らないといけない」と興奮して大声を出し一睡もしなかったようです。家族に話を伺うと、認知症はなくしっかりとしていたと言い、このようなことは自宅では一度もなかったとのこと。「ボケが急に始まったのでしょうか？」と、逆に尋ねられてしまいました。「もしかしたらアレかも……」と、ある病態がAさんの頭には浮かび、そして「精神科リエゾンチームに相談してみよう」と考えました。不安げな顔をしている家族に、精神科リエゾンチームに相談・介入してもらうことで症状が改善できる可能性を伝え了承されたため、早速診察の依頼を出すことにしました。

　依頼を受けた精神科リエゾンチームはBさんを診察し、Bさんの家族や病棟看護師からもそれぞれ話を聞きました。Bさんは昨夜眠れていないためかぼんやりとして、「今いるこの場所は職場？」などと、つじつまの合わないことを言っていました。また「ほら、あそこに犬がいる」などと天井を指差したりし、幻覚（幻視）もあるようでした。精神科リエゾンチーム医師は、Bさんに軽い意識障害を認め、幻覚や興奮、不眠を伴っていることから、「せん妄（もう）」と診断しました。研修医Aさんに対しては、「睡眠薬がせん妄の誘発、増悪をさせている可能性があり中止してほしい」「チームとして治療介入することとし、抗精神病薬を少量投与して様子を見たい」などを伝えました。

　またBさんの家族に対しては、不安を傾聴しつつ「認知症になったわけではない」「なるべく面会に来てもらい話しかけるのがいい」などを説明しました。リエゾンチームの看護師は、病棟看護師に対して、「昼夜のメリハリをつけるため、昼間はカーテンを開けて、声掛けの頻度（ひんど）を増やす」「危険なものは手の届くところに置かない」などを伝えました。リエゾンチームの精神保健福祉士は、経済的な心配を減らし安心して入院生活継続ができるよう、高額医療費制度の説明を家族に行いました。

　Bさんのせん妄は、その後少しずつ改善していきました。リエゾンチームが介入し5日後には本来の様子に戻り、10日後には身体も元気になり明るい表情で退院されました。

精神科リエゾンチームとは？

　当院精神神経科では年間約500例、入院患者さんの精神科的問題について他科から依頼を受け対応しています。具体的には、先に述べた患者Bさんのように身体疾患で入院中にせん妄、不安、不眠など新たな精神症状が現れた方への治療、精神疾患をお持ちの方が身体疾患のため入院となった場合の精神症状のフォロー、自殺しようとした患者さんの精神症状の評価や自殺防止のための介入などを行っています。

　従来、精神科医師だけでこれらの依頼に対応していましたが、2016（平成28）年度から「精神科リエゾ

多職種連携で高度専門的な医療を安全に提供

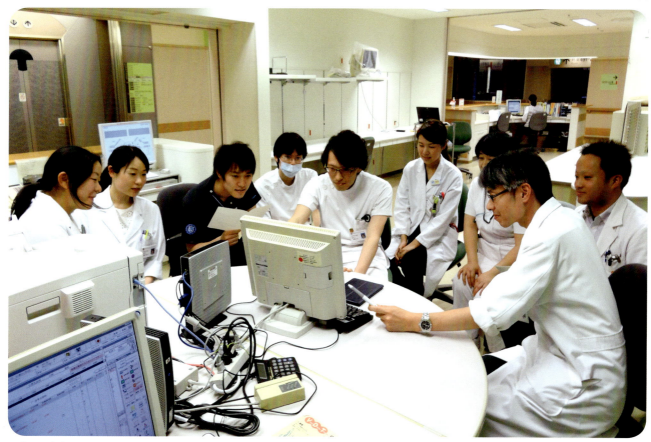

写真1　多職種で行われるカンファレンス。さまざまな角度から意見を出し合い、より良い解決方法を探します

ンチーム」を新たに結成し、チーム活動を行っています。リエゾン（liaison）とは、「連携」という意味をもち、「精神科リエゾンチーム」とは、各科からの要請に応じて身体疾患の患者さんに生じる精神症状に対して、身体的・精神的・社会的といった多角的な視点から治療・ケアを提供するチームです。

チームメンバーは、精神科医師に加え、精神科医療に精通した看護師、精神保健福祉士、臨床心理士などから構成されています。依頼のあった患者さんの問題について、定期的な回診・カンファレンス（写真1、2）を通じて、各メンバーの得意分野の知恵や技術を提供し合いながら、より良い解決が導き出せるよう努力しています。

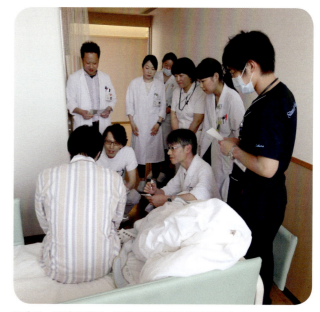

写真2　回診の様子。丁寧な診察を心掛けています

お役立ち情報コラム

せん妄とは？

せん妄とは、軽い意識障害を生じた結果、活発な興奮状態が現れる症状を言います。身体疾患により脳機能が低下することで生じやすいとされています。軽い意識障害を生じているため、見当違いのことを言ったり、今、いる場所や時間の感覚が分からなくなったりします。このため、高齢者では認知症と間違われやすい病態です。治療は、身体疾患の回復が第一ですが、抗精神病薬などの薬物治療を必要に応じて行います。

※意識障害とは、自分がどのような場所にいて誰なのかといった自分と周囲の様子について、注意を払い、自覚し判断することができない状態を言います。

チームワークのかなめ
専門診療科をつなぐ総合診療科の重要性

総合診療科部長
増野 純二(ましの じゅんじ)

総合診療科医とは？

　テレビドラマでも話題の「ドクターG」。ドクターは医師、GはGeneral（ジェネラル）、総合という意味です。総合診療医という名も一気に認知度が高まりました。

　約20年前から、いろいろな専門診療科ができ、患者さんも専門診療科を目指して、大病院を受診するようになりました。しかし、患者さん自身が相談したいことがいろいろある場合、どこを受診したらよいのか分からないことや、医療者側も各臓器の専門診療だけでは、全体を把握しきれないこともあります。そこで、患者さんを人間として、総合的にみることを目的として、当院では、1994（平成6）年に総合診療科を設立しました。外来診療だけでなく、入院診療も担当している総合診療科は全国的にも少なく、専門診療科と総合診療科が素晴らしいチームワークで成り立った医療を提供しています。

より重要な身体診察

　総合診療科での診療の際には、問診や身体の様子を把握する身体診察がより重要になっています。問診はいわゆる「病歴聴取」で、体調の変化がいつ、どの部位で、どのように起こり、どの程度あり、どう変わり、現在はどういう状況なのかを中心に伺い、整理をしています。体調のほか、気持ちの状態や家族との関係など深く話をすることもあります。

　身体診察は、体調の変化にかかわりのある臓器を絞り込むために、診断につながる的確な方法で行い、見落としがないように全身を順番に診察することもあります。得られた情報をもとに、最も可能性の高い病気、急いで治療すべき病気、確実な治療がある病気に分け、臓器の枠を超えて広く鑑別疾患を挙げます。必要に応じて検査や専門診療科に診察依頼をしながら診断を絞り込み、治療をしています。

　結果的にはインフルエンザや肺炎・腸炎などの感染症の治療、さらに高血圧症、脂質異常症、脂肪肝などといった生活習慣病の指導、不明熱、心身症などの診断とケアなどが仕事の多くを占めます。しかしながら、時には心筋梗塞（しんきんこうそく）、脳梗塞（のうこうそく）といったすぐに入院して精密検査を要する病気や、手術が必要な悪性腫瘍（しゅよう）などの患者さんもおられ、その方に最もふさわしい診療科に紹介しています。

チーム医療のリーダー的役割

　当科のスタッフには、内科だけでなく、外科や皮膚科、リウマチや感染症、緩和医療などの専門知識を持った医師もいます(写真)。それらの知識を生かして、診療だけでなく、病院でのチーム医療のかなめとして動いています（図）。

　院内で起こるさまざまな感染症から患者さん、家族、職員の安全を守るために活動を行う感染制御チームやがん患者さんとその家族を支援する緩和ケアチーム、入院患者さんの栄養を支援する栄養サポートチームなどのチーム医療のリーダー的役割を担当しています。

　これらのチームは医師、看護師、薬剤師、臨床検査技師、管理栄養士、事務職員など横断的な職員で構成され、いろいろな知識を出し合って、患者さん、家族との協働の医療を支えています。当科の医師はその

多職種連携で高度専門的な医療を安全に提供

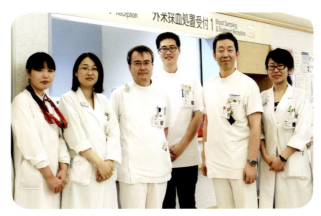

写真 総合診療科スタッフ

チームの中で、専門診療科の横のつながり、いろいろな職員の横のつながりを大切にしています。

また、10年前から実施している医師の初期臨床研修の病院内での実施調整役を担当しています。医師は、医学部を卒業後、日常的なけがや病気に適切に対応できるよう、基本的な診療能力を身につけるために、2年間の臨床研修が必要とされています。当院では、2年間の初期臨床研修の期間のうち、2か月間総合診療科で医師としての態度、基本的な技術、知識を研修しています。

さらに、2018年からは総合診療専門医を育てる専門医制度が開始される予定です。地域を支える当院においても、かかりつけ医、専門診療科医師、歯科医師、医療や健康にかかわるそのほかの職種などと連携し、地域の医療、介護、保健などさまざまな分野でリーダーシップを発揮しつつ、多様な医療サービスを包括的かつ柔軟に提供する医師を育成します。

風邪がどうも長引いているとか、なんとなく体調が思わしくないといった方の中にもさまざまな病気があります。総合診療科は、そのようなときに受診されることをお勧めします。これまでの経過の分かる、かかりつけの先生からの紹介状や検査結果、お薬手帳をお持ちになって、受診されると、経過もよく分かり、より良い診療ができます。

＊2017年から開始予定だった専門医制度は、2018年に開始が延期されましたが、当院ではプライマリ・ケア連合学会の家庭医療専門医後期臨床研修プログラムによる研修を継続し、医師の育成をしています。

お役立ち情報コラム

食事の基本
――1日の始まりは、朝食から

栄養管理科長
田中 淳子
(たなか あつこ)

朝食には、睡眠中に低下した体温を上げて活動しやすくしたり、脳に糖質を補給して活性化させたりするという重要な役割があります。

朝食を抜くと栄養素が不足しますし、反動で昼・夕食を多く食べすぎてしまい、肥満や糖尿病などにつながる可能性が高くなります。

食事をバランス良く食べることや食べすぎをしないことはもちろんですが、減らしすぎたり、抜いたりしないことも健康への近道といえます。

腸内環境を整えることは健康の秘訣

健康を守るためには、腸内で良い働きをしてくれる善玉菌が有害な悪玉菌より優勢な状態を保つことが大切です。偏った食生活、運動不足、ストレスは腸内環境の乱れを引き起こし、免疫機能を低下させます。

食事では、高たんぱく・高脂肪の肉食に偏らないこと、食物繊維（野菜、豆類、きのこや海草）を十分に摂取し、乳酸菌やビフィズス菌を含んだ乳製品を毎日の食生活に取り入れるなどを実践しましょう。

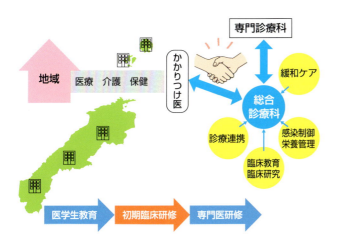

図 チームワークのかなめ 専門診療科をつなぐ

チームで喘息死を防ぐ
——喘息治療のピットフォール（落とし穴）

呼吸器科部長
久良木 隆繁
（くらき たかしげ）

患者さんからの質問

1. えっ！ 私喘息（ぜんそく）ですか？
2. 喘息で死んだりしませんよね？
3. 楽になる薬だけでダメなのは何故？
4. 症状がないのに吸入できません。
5. 悪いとき、どこまで我慢したらいいの？

とても大事な内容ですので解説します。

1．えっ！ 私喘息ですか？

風邪をこじらせた、咳（せき）がいつまでも続く、夜間ヒューヒュー言う、長く歩くと苦しい、温度差で咳が出る、一旦出だすと咳が止まらない。これらの症状で受診し喘息と診断される方がたくさんいます。喘息は胸部X線にも、CTにも映りません。採血では何の異常も示さないことがほとんどです。多くの喘息の方は、肺機能検査も正常範囲に留まります。診察室で聴診して初めて喘息だと分かる方は非常に多く、心配な方は、きちんと診察する医師を受診しましょう。

2．喘息で死んだりしませんよね？

喘息は、今も昔もきちんと治療しなければ生命にかかわる病気です。ひどい方は病院に着く前に亡くなってしまうこともあるのです。

国内全体では喘息死は減少していますが、島根県を含む中四国地方は、喘息死が多い地域です（図）。

3．楽になる薬だけでダメなのは何故？

喘息と診断されると、パッと楽になる薬（発作止め）と、すぐには楽にはならないけれど、喘息の本質から改善する薬が処方されます（現在は合剤もあります）。パッと楽になる薬は、あくまで一時しのぎ、喘息の本態を改善しません。この薬ばかり使っていると徐々に効果が減り、肝心なときに全く効かない事態が生じて喘息死を増やします。喘息死を避けるには、発作止めばかり使用する治療から抜け出すことが第一です。

4．症状がないのに吸入できません

「もう苦しくないから治療は要らない！」。本当にそうでしょうか？ 発作が改善しても喘息の本態である気道炎症は、まだまだ残ります。この炎症の治療を症状がなくなった後も継続して行うのが、喘息死させない現代の治療です。

「でも苦しくなくなったら、薬を吸うのを忘れてしまう」。きっとそうですね。全国調査では、喘息の吸入を4分の3の人が忘れてしまうそうです。でもよく

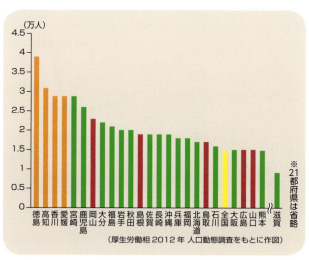

図　喘息死亡率（対10万人、2012年）

多職種連携で高度専門的な医療を安全に提供

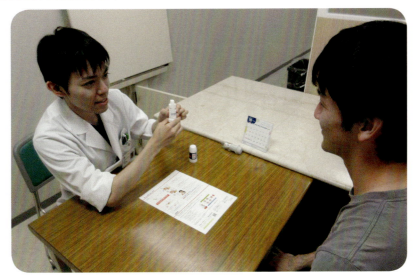

写真　薬剤師による吸入手技の指導

考えてください。同じ調査で、高血圧・糖尿病・高脂血症の薬はほとんど忘れられません。これは、本当でしょうか？

　高血圧などはサイレントキラー（静かな殺し屋）と呼ばれ、症状がなくても内服しないといけないことを国民の皆さんが理解しているからです。喘息も症状がなくなってからも吸入の継続が必要なことを憶えておいてください。

5．悪いとき、どこまで我慢したらいいの？

　ヒューヒュー、ゼーゼー異常な音がして、水平に横になれないときは我慢してはいけません。必ず受診してください。横になれる程度の症状のときには、まず、発作止めの吸入で様子をみて、症状がなくなり、3〜4時間落ち着くときは、そのまま自宅治療で大丈夫です。発作止めの効果がなく、症状が続いて、発作止めを繰り返し必要とするときは、救急外来を受診してください。

　また以下の場合は経口ステロイド薬を内服し、直ちに救急外来を受診してください。
①歩行、会話が困難な喘息症状が出現するとき
②前述の治療でも症状が3〜4時間以上続くとき
③症状が、どんどん悪化していくとき
④普段からステロイドを内服している方の急性発作時
⑤以前に意識喪失を伴う発作の既往のある方の発作時

当院の喘息治療

　さまざまな診療科（チーム）で喘息死を防ぐ。

　実は、喘息診療チームも喘息死防止チームもありません。救命救急センターに来れば救命救急科が（あるときは研修医の先生たちが）診療し急性期を乗り切ります。重症で救命救急科に入院する患者さんもいれば、呼吸器科や総合診療科に入院する方や後日、呼吸器科に外来受診する方もいます。

　当院では喘息診療の共通方針にGINA（国際ガイドライン）に基づく医療を各科で提供しています。

　ガイドラインの治療は当たり前と思っている方も多いと思われますが、日本の国内ガイドラインは一部で世界のガイドラインに遅れた部分も少なくありません。急性期の重症喘息診療を世界標準で行うことは大きな意味があります。また、呼吸器科に入院した喘息患者さんの吸入ステロイド導入率は100％で、国内・国際ガイドラインに準拠した診療を全ての患者さんに提供しています。

お役立ち情報コラム

当院で処方した薬は、ほかの病院で処方された薬よりも良く効く？

　吸入薬は内服薬と異なり、正しい手技で、うまく吸入しないと効果がありません。当院は、薬剤師、医師で共通の吸入手技を患者さんに指導しています。入院中で手技のおかしい患者さんに医師が出向いて再指導したり、薬剤師にフィードバックしてより良い教えかたを伝えたり、吸入薬がきちんと体に入るように努力しています。見えないチームで患者さんを支え、他院で処方された同じ薬を当院で再指導すると、症状が改善するのはとても不思議です。

ウイルス性肝炎の最新治療

中央診療部長
こうげ なるあき
高下 成明

肝がんに進行しないために

　肝炎ウイルスは主に5種類で、A～E型まであり、そのうち、B型、C型肝炎ウイルスによる慢性感染者は国内に多く存在します。肝がんを発症させる主要なウイルスはB型とC型です。しかし、新規の抗ウイルス薬が数多く開発され、診療は大きく変貌しました。当院では多くの肝炎患者さんがこのウイルス薬で治療し、安心して生活されています。

　肝がんに進行しないための予防がウイルス治療です。ウイルスを駆除できる、あるいは制御できる時代になりました。

B型肝炎の治療

　B型肝炎は、国内では感染者が100万から140万人いるといわれ、その多くが母子間、または乳幼児期の感染で成立します。1986（昭和61）年から母子間感染がワクチンにより、ブロックされましたが、成人の初感染でも慢性化しやすい異なるタイプのB型肝炎が現れ、なくなるはずのキャリアがなくならない状況にあります。

　このため、2016年から生まれてくる子ども全員にワクチン接種が義務化されました。化学療法や免疫抑制療法によってB型肝炎が再活性化する重症肝炎が最近注目されています。一度重症化すると致死率が非常に高いことにも注意が必要です。

　B型肝炎の治療は、インターフェロンが使われるようになってから20％程度は肝炎を沈静化させることができたのですが、なかなか治療が困難でした。その後、新しい飲み薬が登場し、非常に強力にウイルスの増殖

B型慢性肝炎の根治を目的とした
インターフェロン治療については、**医療費が助成されます**

◆B型慢性肝炎に対する**インターフェロン治療の助成対象**
- ウイルスの排除を目的とするインターフェロン治療の薬剤費
  ・ペグインターフェロン単独療法
  ・インターフェロン単独療法
- その治療における検査料や副作用に対する治療費
  （ただし、治療を中止した場合を除く）
- ウイルスの排除を目的としない治療は対象となりません
- 保険外の診療は対象となりません
- 助成回数は原則1回までですが、過去にインターフェロン単独療法で助成を受けたことがある方がペグインターフェロン単独療法を受ける場合は、2回目の助成を受けることができます

表　医療費助成制度

を阻害します。当初の飲み薬は、服用してもすぐに効かなくなるウイルスが非常に高い確率で現れました。

　しかし、効きにくくならない飲み薬が開発され、効かなくなる危険性はまれになりました。肝硬変にも使用でき、病勢コントロールが容易にできます。問題点としては、飲み続けなければいけないため、非常にコストがかかること、頻度は少ないながら効かなくなることもあり、投与を中断した際に再増悪が起こる可能性が非常に高いことです。飲み薬の登場で、少なくともB型肝炎の重症化、または肝硬変への進行をかなり抑制することが可能になりました。飲み続けることに抵抗がある人に、最終的なウイルス排除という目標に向かって、インターフェロンと飲み薬を組み合わせる治療などが行われています。

　現在、このような治療で肝がんの抑制もできる時代になったのですが、残念なことにB型肝炎関連の肝がんの発生や死亡者が思ったように減少しないことが社会的な問題です。理由はB型肝炎の感染を知らない人、知っていても治療に来られない人が多いのです。

　この治療薬の飲み薬も、インターフェロンも治療費は助成金の対象です（表）。ぜひ、B型肝炎に感染している人で治療をしていない人は、当院で精査してみてください。家族にB型肝炎の人がいる人は、自分が感染していないかを一度調べてみてください。副作用の少ない飲み薬を早い時期に内服すれば、肝硬変、肝がんへの進行を止めることができるのです。治療費も助成されますし、健康な生活を持続できるのです。心配せずに一度受診されることをお勧めします。

多職種連携で高度専門的な医療を安全に提供

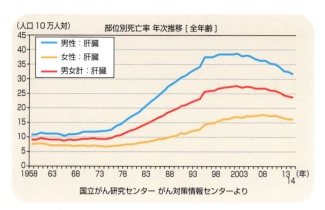

図1　肝がん死亡数

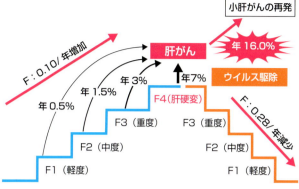

図2　C型慢性肝炎の発がん

C型慢性肝炎は病状が進行しても自覚症状が少ないです。そこで、肝臓の線維化の程度をF1かたF4まで4段階に分けています。ウイルスを排除しないと、肝臓は硬くなり、F4の肝硬変になります。線維化の程度が悪化すると発がん率が高くなります。肝硬変になり、10年経過すると7割が肝がんになります。しかし、ウイルスを排除すると2.8倍のスピードで線維化は軽くなり、肝がんになる頻度が低下します

C型肝炎の治療

　C型肝炎は、C型肝炎ウイルスに感染することで起こる病気です。感染すると、7割の方で肝臓に慢性の炎症が起こります。肝硬変になるまでは、何も症状はなく、健診や献血のときに血液検査をしない限り、気づくことはありません。しかし、気づかないまま、あるいは、感染していることが分かっても症状がないからと、そのまま放っておくと、多くの方は少しずつ進行して、個人差はありますが、10〜30年後に肝硬変や肝がんに進んでしまい完治する機会を失うことになります。国内に150万人から200万人の感染者がいるといわれ、国内最大の感染症です。

　肝がんによる死亡者数は1970年代半ばと比べると約3倍に増えて、年間約3万人です。そして肝がんの原因の65％がC型肝炎ウイルスです（図1、2）。

　肝がんの治療法も進歩し、5年生存率は約60％になっており、早期発見が進めばさらに上昇するでしょう。しかし、大切なことは肝がんに進む前に、できるだけ早く治療を受けることです。治療によってウイルスを排除できれば、肝がんや肝硬変に進む心配も少なくなるのです。経口ウイルス薬の治療成績は95％と著明に向上しました。経口ウイルス薬では従来のインターフェロンを使用しないので、副作用も非常に軽減されました。治療期間も3か月の内服だけで、治療費も助成されます。

　私にとって、C型慢性肝炎に悩まれている多くの方々が副作用を恐れることなく、治療によってウイルスを排除し、健康な生活を取り戻すことの素晴らしさを実感していただけることが最大の喜びです。

　現在の治療薬は、インターフェロンを使わず、飲み薬で直接作用型の抗ウイルス薬（DAA）によってウイルスを排除します。

　C型慢性肝炎は1991年からはインターフェロンのみの治療法で、治療成績が非常に低値でした。2004年からリバビリンを併用する方法で、治療成績が向上しました。2011年からはインターフェロンとリバビリンとDAA製剤の3剤併用で、さらに成績が向上しましたが、副作用が非常に強いものでした。

　2014年から飲み薬だけの24週間投与が可能で、9割を超える成績でウイルス排除ができるようになり、さらに、2015年から飲み薬を1日1錠12週間飲むだけで、100％近いウイルス排除ができる時代になったのです。12週間の薬剤費が460万円かかるのですが、この薬剤の治療も助成金の対象です。1か月に1万円で治療できます。初期の肝硬変にも適応があります。ウイルス排除後の発がんの問題もあり、できるだけ早期にウイルス排除をして、その後の画像診断で肝がんが出現しないかどうかをきちんと見ていくことが健康に生きるコツです。

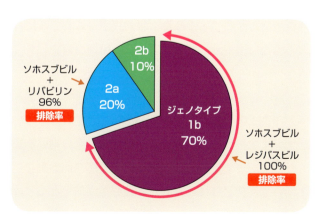

図3　国内におけるC型肝炎ウイルスジェノタイプの内訳と当院でのC型肝炎ウイルス排除率

最新の内視鏡治療はここまでできる

消化器科部長　藤代 浩史（ふじしろ ひろふみ）
内視鏡科部長　宮岡 洋一（みやおか よういち）

外科治療に匹敵する早期消化器がんの内視鏡治療

　現在、日本人の2人に1人は何らかのがんに罹患する時代といわれています。その中でも食道、胃、大腸といった消化管にできるがんは頻度が高く、当院でも年間に500人近くの患者さんが受診されています。

　先日も大腸がん検診で異常を指摘された高齢の男性が受診されました。大腸内視鏡検査を行うと肛門のすぐ近くの直腸に腫瘍を認めました。幸い早期がんの状態でしたが、4cmを超える大きさのがんで、以前であれば外科治療を選択せざるをえず、場合によっては人工肛門を作るような手術となっていました。患者さんも治療すれば治るということには安心されましたが、人工肛門になるのには抵抗があるようでした。

　しかし近年、内視鏡治療法は進歩し、一定の基準を満たした早期がんであれば比較的大きな病変も切除できるようになりました。この患者さんも精密検査の結果、内視鏡治療可能と診断し内視鏡的粘膜下層剥離術（ないしきょうてきねんまくかそうはくりじゅつ）（ESD、写真1）でがんを切除し根治治療ができました。このように早期で発見されたがんについては、従来の外科治療に匹敵するような治療効果が得られ、体に負担の少ない内視鏡治療はまさに「内視鏡手術」として消化管のがんに対し、広く行われるようになっています。2015年当院では食道30例、胃80例、大腸80例と年間200例近くの早期がんの内視鏡治療を実施しています。大きな病変の切除など難易度の高い治療も行っていますが、治療に伴った偶発症（偶然生じる不都合な症状）はほとんどなく良好な成績となっています。

専門性を高めたスタッフとの診療連携

　内視鏡での早期がん治療は、技術的には大きな病変の切除は可能となりましたが、がんの治療で大切なことはきちんと治せる方法をとることです。現在、内視鏡治療を行うにあたってはガイドラインが定められており、正確に病変の範囲や進行の程度を診断しないと内視鏡治療を行うことはできません。当院では正確な診断を行うため特殊な内視鏡装置を用いた検査を行っています。

　また、内視鏡治療を行うにあたってはさまざまな治療用の道具や器具を使用するため、内視鏡装置、器具に対する豊富な知識を持つ内視鏡技師による機器の点検管理は欠かせません。当院の内視鏡部門には専属の臨床検査技師が7人勤務しています。そのうち6人は消化器内視鏡学会の認定する内視鏡技師の資格を有するエキスパートです（1人は新人で現在研さんを積んでいます）。彼らが検査に使用する内視鏡を清潔に保ち、不具合のない状態で使用できるように準備することで安心して検査や治療ができます。

　さらに当院では、内視鏡技師が通常の検査のみならず、早期がんの切除など高度な治療手技の助手を務めており、医師との連携のもと内視鏡診療のサポートを行っています。これは限られた医師数で多くの治療行為を安全に行うことができる優れた診療体制といえると思います。

多職種連携で高度専門的な医療を安全に提供

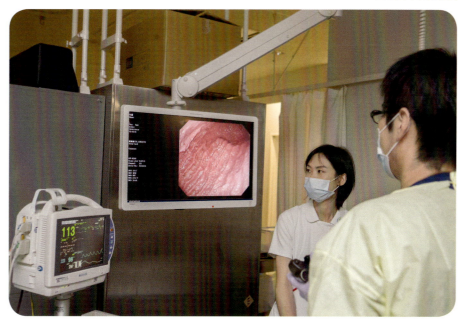

写真1　内視鏡的粘膜下層剥離術（ESD）

より安全で確実な内視鏡治療を目指して

　このように内視鏡診療は医師だけでなく、他職種のスタッフとの連携で成り立っています。

　当科では、さらに安全で確実な内視鏡治療を行うべくいろいろな取り組みを行っています。早期がん治療症例については、内視鏡部門の看護師が治療前日に患者さんを訪問し、状態を把握するとともに治療に対する不安を軽減しています。治療当日には治療医が内視鏡技師、看護師と患者さんの状態や今までの病歴、治療する病変の状況やどのような器具を用いて切除を行うかの具体的な切除方法、治療中の麻酔方法など治療前カンファレンスを行い、スムーズな治療とサポート体制をとっています（写真2）。

　治療を担当する医師は学会や技術研修会に参加、新たな診断治療の情報収集、技術研さんを積んでいます。また将来、医療を背負うべき若手医師に対する技術指導もシミュレーションモデルを使用するなどして実施しています。これらは安定した安心できる医療を継続的に提供するために欠かせないことであり、積極的に行っていきたいと考えています。

　内視鏡診断治療は胆のう、膵臓疾患や吐血、下血といった救急疾患に対しても重要な役割を果たしていますが、ここでは消化器がんの内視鏡治療について紹介しました。

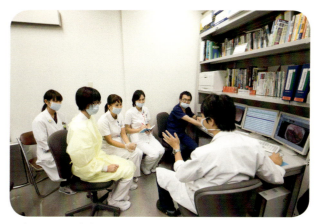

写真2　ESD治療のカンファレンス

お役立ち情報コラム

胃がん、大腸がんの内視鏡検査

　胃がんや大腸がん検診を受診されて精密検査となる方もおられると思います。当院では胃がん検診後には、口から入れる精密な検査が可能な内視鏡検査をお勧めしています。内視鏡を飲むことが苦手な方や不安の強い方には、鼻から細い内視鏡を入れる検査も行っています。

　大腸がん検診で異常を指摘された方には、大腸内視鏡検査が推奨されています。大腸の検査は検査前から食事制限などがあり、準備が大変でと言われることもありますが、準備の方法や検査時の対応にはいくつか種類があり、患者さんや家族のご希望や都合に配慮した検査を計画していますので、心配せずにご相談ください。

　また検査時に中止したほうがいい薬や、中止してはいけない薬などもありますので、薬を飲んでいる方は内容の分かるもの（お薬手帳や紹介状）を持参していただけるとよりスムーズな検査が可能です。

内視鏡での腹部手術などはここまで来た

外科部長
徳家 敦夫 (とくか あつお)

進歩する内視鏡外科手術

「Great Surgeon, Great Incision」（グレイト サージャン、グレイト インシジョン）とは伝統的に外科の世界でいわれていた言葉で、ベテラン外科医であれば一度は耳にしたことがあると思います。すなわち、偉大な外科医ほど大きな切開創で手術を行うことを表しています。これは、手術でがんなどの病気を治す場合は小さな傷口ではなく、十分な視野のもとで、確実に病巣を取り除くことが大切だという、一種の戒めでもあったと思います。

一方で、手術を受けるのは人ですから、当然傷口が大きくなると術後の痛みも増すし、大きな傷跡が体に残ってしまいます。特に、全身状態の決して良くない高齢者では、痛みのために離床が進まず肺炎などさまざまな合併症を引き起こしたり、若い女性などは大きな手術跡に悩んだりと、決して良いことばかりはありません。

内視鏡外科手術は、従来の開腹・開胸手術に代わり、腹部や胸部に数か所小さな穴を開けて、腹腔鏡や胸腔鏡（腹部や胸部を見る内視鏡）で体腔内を見ながら、鉗子や電気メスで施術する革命的な手術です。外科治療の侵襲性を大幅に低減し、同時に、患者さんの生活の質を大きく向上できるのが、その革命性の由縁です。

腹部手術では腹腔鏡を用います。5～10mm位の筒状のポートと呼ばれる器具を体内に数本挿入して、腹腔内に炭酸ガスを充満させることでお腹の中にドーム状の空間をつくり、特殊なカメラを挿入してお腹の中をモニターで見ながら長い鉗子や電気メスなどで手術を行うものです（図1、写真）。

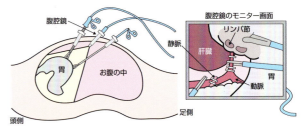

図1　腹腔鏡下手術。腹腔鏡のモニターを見ながら手術します。腹腔鏡や鉗子を入れる場所だけ切開します

腹部外科領域の手術

腹部外科領域においては、1987年にフランスの外科医Mouret（ムレ）が胆嚢摘出術を腹腔鏡下で行ったことが発表されて以来、世界に腹腔鏡下手術が広がっていきました。国内でも1990（平成2）年に初めて腹腔鏡を使った胆嚢摘出術が行われ、1992年に保険適用が認められてからは爆発的に普及し、現在では胆嚢摘出術の標準術式となっています。その後、胃がんや大腸がんに対しても腹腔鏡下手術が行われるようになりました。

さらに光学機器や鉗子などの手術器具の目覚ましい進歩と、外科医のたゆまぬ努力によって手術手技も確立し、外科手術のかなりの分野にこの技術が応用されるようになってきました。特に光学機器の進歩は、今までの開腹手術では見えなかった、細かな解剖が分かるようになり、より精緻な手術ができるようになりました。また、3Dといった立体的な画像を見て手術を行えるようにもなってきました。

一方で、腹腔鏡下手術は低侵襲、すなわち「体にやさしい」手術であるわけですが、外科医の立場からす

多職種連携で高度専門的な医療を安全に提供

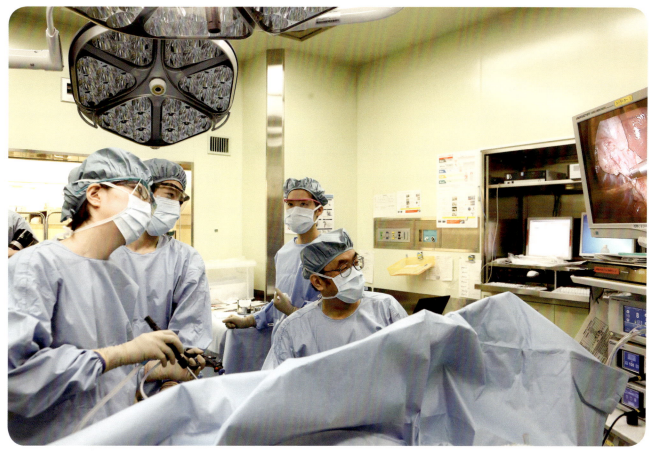

写真　腹腔鏡下手術

ると動作や視野の制限があったり、実際に臓器を手で触ったりといった感覚が得られにくいといった不利な点もあります。また、術中の出血などの偶発症に遭遇した場合など対処に難渋する場合もあります。

当科の腹腔鏡下手術

当科では、保険適用された術式から順次導入してきました。現在は、胆石症をはじめとして、胃がん、大腸がん、鼠径（そけい）ヘルニアなどの待機手術（病状の経過中、治療に適したタイミングを待って手術を行うこと。全身状態を十分に検査してから手術を行うことができる）はもちろん、急性虫垂炎、消化管穿孔（せんこう）などの緊急手術に対しても行っています。しかし、全ての腹部手術に腹腔鏡を用いているわけではなく、過去に手術歴のある患者さんや腹腔鏡では切除できないと判断される場合などは、従来の開腹手術を行っています。特に、がん患者さんの場合、手術でがんを取り残しては命にかかわってくるので、学会が作成した治療ガイドライ

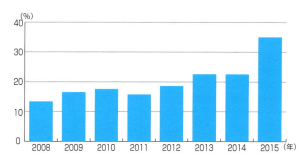

図2　全手術に対する腹腔鏡下手術の割合（2008～2015年）

ンに沿って適応を慎重に判断して行っています。

2008～2015年の当科での腹腔鏡下手術の割合をグラフで示します（図2）。2015年は鼠径ヘルニアや虫垂炎に対して適応を広げたことから、急激に増加しました。今後も、手術機器や技術の進歩とともに、腹腔鏡下手術の割合も増加していくものと確信しています。

また、消化器外科領域（胃、腸、肝臓、膵臓（すいぞう）など）では保険適用されていませんが、全国的にロボット手術も次第に普及してきています。将来的には、ますます患者さんにとって安全で根治性の高い手術を受けていただけるようになってくると思います。

転んでからでは遅い！
高齢者の大腿骨近位部骨折と
ロコモティブシンドロームの予防

整形外科部長
勝部 浩介
（かつべ こうすけ）

大腿骨近位部骨折の治療

「先生！ばあさんが、今朝、まくれて脚の付け根を痛がって動けんことになりました。救急車を呼んで連れてきました」。このように訴えて、直接、あるいは他の医療機関を経て当院救急外来、整形外科外来を受診される患者さんは、年間250～300人に上ります。そのうち、恥骨や坐骨骨折であれば手術しないで徐々に改善しますが、大腿骨近位部（付け根）を骨折された場合は、通常、手術（写真）を検討することになります。

2015（平成27）年に受診された患者さんは60歳以上の方で222人でした。一医療機関として対応する数としては、島根県内はもとより全国的にもトップクラスです。

治療については、この骨折がもとで寝たきりになり衰弱しないことを目指し、主として2つの目的のために手術を検討することになります。1つは疼痛緩和目的で、もう1つは骨折した脚に体重をかけることができる状態にすることです（起立・歩行目的）。

もともと寝たきりや介助での車いす生活であれば、手術しなくとも鎮痛剤で徐々に元の生活に戻る可能性がありますが、痛みが続く場合は寝たきり状態がひどくなり、食欲低下や肺炎合併、認知症悪化などで徐々に衰弱し、死に至る可能性も出てきます。また、骨折した脚に体重をかけ、起立や歩行を目指すのであれば、通常、手術が必要となります。

リハビリテーションと予防が大切

リハビリテーションも重要です。当院は手術翌日にリハビリ科に依頼して数日内での起立歩行訓練を開始します。また、リハビリテーションに集中して取り組むために、出雲市民リハビリテーション病院などの近隣病院と医療相談員を通して連携し、社会復帰のためのバックアップを行います。退院して直接、自宅に戻る場合も介護保険の導入など相談員が対応します。

では、全患者を手術すればよいではないかと思われるかも知れませんが、ほとんどの患者さんは80歳以上で90歳代も珍しくはありません。高齢であること自体が手術のリスクであることはもとより、多くの合併症を持っている方がほとんどです。90歳を過ぎても手術を検討するのは整形外科くらいではないでしょうか。手術後に不幸な結果となる可能性も、高齢であるほど当然高くなります。

従って、加齢により足腰が弱くなることに対して、それをできるだけ食い止めて転倒しないように予防することが非常に大切になります。また、骨がもろくなること（骨粗しょう症）もできる限り食い止めることが大切です。骨粗しょう症は食生活、運動などに加えて、年々、薬物治療も進化していますので、特に骨がもろくなりやすい更年期以降の女性の方は骨密度検診などもお勧めします。

足腰の運動「ロコトレ」

日本整形外科学会は近年、「ロコモティブシンドローム」（コラム参照）の普及に努めています。メタボリッ

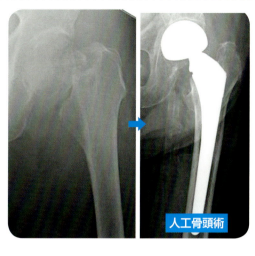
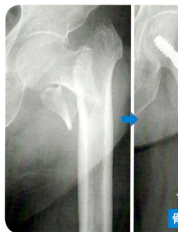
人工骨頭術　骨接合術

写真　大腿骨近位部骨折の手術

クシンドロームという言葉は既に、世の中に認知されていますが、これが内臓肥満などに対するものであるのに対して、骨、筋肉、関節、神経などの運動器の障害に対する疾患群を意味します。ロコモティブシンドロームか否かはロコチェック（図）で大まかな判断ができます。1つでも当てはまるようであれば該当する可能性があり、転倒での骨折のリスクが高くなるため、悪化しないうちから足腰の運動「ロコトレ」を心掛けましょう。

また、一生懸命に鍛えていても、いずれは加齢や病気などで限界がくることと思います。鍛えているつもりでも、電気コードや絨毯の段差だけでもつまずいて転倒してしまうことも多々あります。従って、部屋の片づけ、手すりの設置、ベッドの利用などできる限りの環境整備も心掛けましょう。

健康寿命という言葉があります。健康上の問題で日常生活が制限されることなく生活できる期間を意味し、平均寿命とは約10年の差があるといわれています。この差をできるだけ少なくし、単なる生命維持ではなく生活の質が保障され、自力で活動できる状態を維持するために、今すぐロコトレ、環境の整備などを始めましょう。

ロコチェック

自分のロコモ度は、「ロコチェック」を使って簡単に確かめることができます。
7つの項目はすべて、骨や関節、筋肉などの運動器が衰えているサイン。1つでも当てはまればロコモの心配があります。0を目指してロコトレ（ロコモーショントレーニング）を始めましょう。

		チェック欄
1	片脚立ちで靴下がはけない	☐
2	家の中でつまずいたりすべったりする	☐
3	階段を上るのに手すりが必要である	☐
4	家のやや重い仕事が困難である	☐
5	2kg程度※の買い物をして持ち帰るのが困難である　※1リットルの牛乳パック2個程度	☐
6	15分くらい続けて歩くことができない	☐
7	横断歩道を青信号で渡りきれない	☐

ロコモ チャレンジ！推進協議会
copyright© Japan Locomo Challenge Promotion Conference. All rights reserved.

図　ロコチェック

お役立ち情報コラム

ロコモティブシンドローム

日本整形外科学会は、2010年に「ロコモチャレンジ！推進協議会」を立ち上げました。ウェブサイト（www.locomo-joa.jp）では、ロコモティブシンドロームの概念、ロコチェックやより詳しいテスト、運動療法（ロコトレ）、腰痛体操、膝痛体操、食事指導などのいろいろな有益な情報が発信されていますので、一度のぞいてみてください。

さまざまな外傷患者さんに対応
――指の切断や熱傷の応急処置と治療

形成外科部長
岡本　仁
（おかもと　ひとし）

　形成外科というと美容形成外科を思い浮かべる人が多いと思われますが、実際にはさまざまな分野の治療に携わっています。

　特に当院は救命救急センターということもあり、すりキズ、挫創（ざそう）から顔面骨骨折、切断指、全身熱傷など重篤なものまで幅広い外傷患者さんを受け入れて治療をしています。

切断指の再接着について

　指を切断する原因はさまざまですが、仕事、日曜大工などで電気のこぎりを使用していて切断することが多い印象です。電気のこぎりはホームセンターで気軽に購入できますが、木材を切断していて硬い節に刃があたり、跳ね返った拍子に指を切断することがあり注意が必要です。また、ある人が仕事で機械を操作していて誤って指を切断され、翌日、上司がこのような使い方をすると指を切断することがあるので注意するようにと実演していて指を切断したケースもあったようです。

　では、指を切断した場合、どのようにしたらいいのでしょうか。

　当たり前ですが、切断した指を病院に持ってくることが必要です。軍手をしていた場合は、軍手の中に紛れていることがほとんどです。必ず見つけ出してください。切断した指は血が通わなくなり、乾燥や熱に弱くなります。湿ったガーゼでくるみビニール袋に入れ、さらに氷水で周囲を冷やしてください。

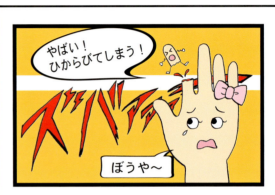
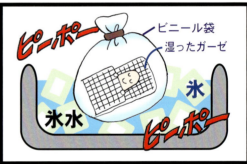
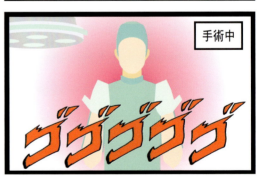
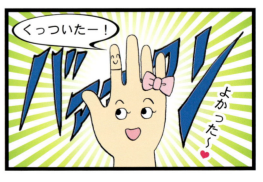

多職種連携で高度専門的な医療を安全に提供

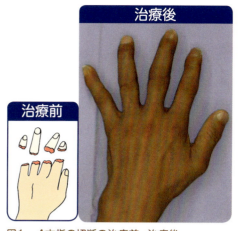

図1　4本指の切断の治療前・治療後

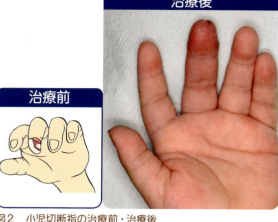

図2　小児切断指の治療前・治療後

　その指を私たちが顕微鏡で見ながら血管や神経、骨、腱をつなぎ合わせて再接着します。「図1」は4本指の切断です。14時間の大手術でしたが成功しました。「図2」は1歳半のお子さんの指先の切断です。1本の腱だけでつながっている状態ですが、動脈、静脈ともにつなぎ成功しました。

　もちろん損傷の具合によっては、うまくいかないこともありますが、なるべくつながるように努力しています。

取り除くこと）をし、人工真皮、培養表皮、自分の皮膚を使用した植皮をしつつ治療します。

　培養表皮を使用した熱傷治療は、最近保険適用されたもので、当院は島根県で最初に使用しております。

　人工真皮で真皮に似た組織をつくり、そこに培養表皮をのせるだけで生着すれば理想的なのですが、現時点では不可能に近く、自分の皮膚も併用して治療しています。

熱傷について

　熱傷は1度熱傷、2度熱傷、3度熱傷に分類されます。1度熱傷は日焼けが代表的で皮膚が赤くなります。2度は水疱形成、3度は皮膚が白色化、炭化して手術が必要になってきます。

　ここで注意を促したいのが2度熱傷です。小さなお子さんがいるご家庭で熱いコーヒーやカップラーメンなどをテーブルにおいて目を離した隙にお子さんがひっくり返し、首から胸、腹部にかけて2度熱傷を受傷するケースがとても多く見受けられます。なるべく傷跡が残らないように治療はしますが、それでも傷跡が残ることもあります。少しの注意で防げる事故ですので、気をつけていただけると幸いです。また、そのような受傷をしたときはすぐに冷やしてください。服を脱がすのに手間取るようなら、そのままシャワーなどで冷やしてもらうと、熱が深部まで伝わらずに皮膚のダメージが抑えられます。

　3度熱傷、特に広範囲の場合は集中治療室で複数の科と共同で治療します。熱傷面積、全身状態にもよりますが、受傷早期のデブリードマン（壊死した皮膚を

お役立ち情報コラム

その肩こり、眼瞼下垂の症状かも!?

　まぶたを持ち上げる筋肉は2つあり、1つは眼瞼挙筋、もう1つはミュラー筋です。このミュラー筋は緊張状態にあるときに作用し、ホラー映画などで極度の緊張状態にあるときに目を見開きますが、それはミュラー筋の作用によります。私たちがふだん、目を開けるときは眼瞼挙筋が主に作用していますが、加齢、コンタクトレンズの使用、目をこする癖などが原因で眼瞼挙筋が緩むことがあります。そうすると目が開きにくくなるので、眉毛を上げたり、ミュラー筋が作用することで、なんとか目を開けようとします。しかし、ミュラー筋を収縮させるためには緊張状態になる必要があり（交感神経が優位）、そのことで肩こりや頭痛、不眠などを生じることがあります。

　最近、まぶたが重くて目が開きにくい、ついでに肩こりがあるという場合、眼瞼下垂の手術をすることで目が開きやすくなると同時に、肩こりが解消されることがありますので、病院で相談してもらえたら幸いです。

関節リウマチの最新治療

リウマチ・アレルギー科部長
永村 徳浩
(ながむら のりひろ)

関節リウマチとは、どんな病気?

リウマチという病気から関節の痛みや腫れ、変形などをイメージされる方が多いと思います。「写真1」に示すように病気の進行に伴い関節の破壊が進み、日常生活に支障をきたすケースもみられます。また特殊なタイプのリウマチでは皮膚や肺など関節以外に病変が現れることもあります。本来、外部の刺激から身を守るための免疫機能に異常が生じ、自分の組織を異物として認識し攻撃するために病気が引き起こされます。遺伝的な要素や感染なども要因として考えられており、喫煙も悪影響を及ぼします。

リウマチは決してまれな病気でなく、1000人に対し5人から10人程度の割合で発症し、特に中年女性に多くみられます。手指のこわばりや痛みに続き、軟骨・骨の破壊、腱の損傷を生じることで関節の動きが制限されてきます。関節の破壊は一般的には不可逆性（元の状態に戻れないこと）であり、病気の初期からの適切な治療が行われることが重要となります。

リウマチ診断のための検査

リウマチの診断で最も重要なことは、症状や経過の聴取（問診）と関節などの観察（視診）、触診です。それ以外に血液検査でリウマチ因子や炎症反応などを測定したり、単純X線検査で軟骨や骨の破壊を評価したりします。

当院では、これらの一般的な検査以外に、より早期に正確な診断を得るため関節超音波検査（写真2）や関節MRI検査を行っています。これらの検査は、リ

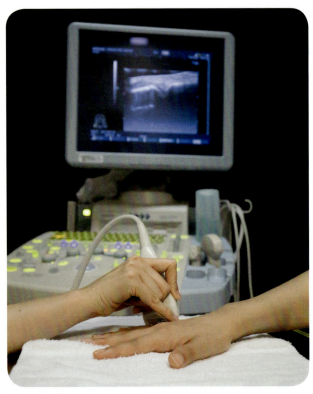

写真2　関節超音波検査（エコー）

ウマチにみられる関節部の液体貯留や組織の増生、血流の増加、骨の変化などをより鮮明に検出するための手段です。

特に関節MRI検査では、骨破壊に至る前段階の骨髄浮腫（こつずいふしゅ）という病態の描出も可能で、いずれも放射線被曝（ひばく）を受けることなく詳細な情報が得られます。また、炎症の程度を血液の流れから評価する目的で造影剤を使用することもあります（写真3）。

関節炎をきたす病気は、リウマチのほかに膠原病やさまざまな感染症、痛風など数多くあります。それぞれ治療法も異なり、的確な診断のためには関節以外の診察も必要です。受診前の風邪の症状や皮膚の異常、リンパ節の腫れ、筋肉痛、眼の異常などは関節炎の原因となる病気の推定に有用な情報となります。

リウマチの治療

リウマチの治療は近年、目覚ましく進歩し関節痛・

多職種連携で高度専門的な医療を安全に提供

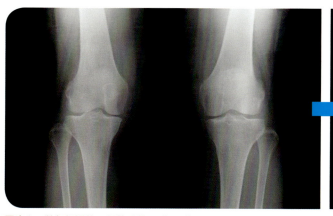
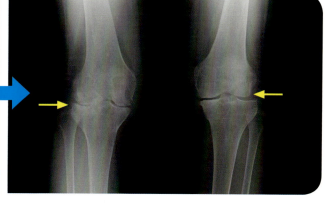

写真1　数年経過後の関節破壊の進行（矢印は軟骨および骨破壊）

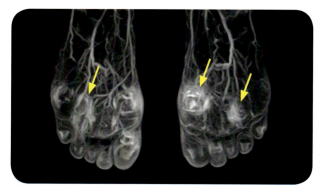

写真3　足指関節炎の造影MRI画像（矢印は関節の炎症部位）

関節炎の鎮静化から関節破壊の進行を抑制可能なレベルにまで達しています。このため関節破壊が進行した場合に行われる手術は減少しているのが現状です。

　治療の根幹はメトトレキサートを中心とする抗リウマチ薬の内服ですが、難治例に対しては生物学的製剤（バイオ製剤）を導入します。抗リウマチ薬は1種類、あるいは複数の薬剤を併用し、半数以上のケースでは内服治療で関節炎の活動性を安定化させることが可能です。バイオ製剤はリウマチの原因となる炎症性サイトカインと呼ばれる体内の物質の働きを阻害したり、異常な免疫反応を調整したりすることで効果を発揮します。

　当院では関節破壊の進行を防ぐため、病気の進行が早いことが予想され、抗リウマチ薬の内服で効果不十分の場合に対しバイオ製剤を使用しています。この薬剤には阻害するサイトカインの種類、皮下注射や点滴などの投与方法、および投与間隔などから複数の種類があります。

　このため治療を受ける方の社会的背景や合併症、内服薬などを考慮して最適な薬剤を選んでいます。治療効果の判定は、関節痛やこわばりの改善の度合い、医師の触診による他覚的な関節炎の評価、血液検査での炎症の確認など複数の項目で総合的に行います。同時に、これらの薬剤による肝臓・腎臓機能障害や白血球・赤血球数の減少などの副作用の評価も行っています。

　メトトレキサートやバイオ製剤は関節破壊の抑制効果が高いですが、その一方で免疫機能低下による感染症などの発症率を上昇させます。このため当院では同薬剤の使用開始にあたって、肝炎ウイルスや結核などの感染症、既存の肺の病気の有無を血液検査やCT検査などで調べています。また治療中に肺炎や帯状疱疹（たいじょうほうしん）などの感染症を起こした場合は、リウマチ科外来や救急外来で対応しています。

　近年、点滴製剤に代わり皮下注射製剤が主体となっていますが、点滴は専用の点滴室で行い点滴中の全身症状の変化に対応しています。皮下注射は、看護師指導によって自己注射の導入を行っています（自己注射ができない場合でも病院で医療者による皮下注射を継続することも可能です）。

まとめ

　関節リウマチは早期診断と、積極的な治療の調整が必要です。その一方で、感染症など、治療に伴う合併症の発症もみられます。良好な病気のコントロールを得るためには、患者さんと医師との緊密なコミュニケーションが大切です。

お役立ち情報コラム

リウマチを疑うサイン

　リウマチは手指や手首の関節症状ばかりでなく、足指の関節炎が主体の場合があります。歩行時の足底（とうつう）、足指の違和感や疼痛などが主な症状です。これらの症状が現れた場合もリウマチを疑うサインとなります。

山陰から全国へ
当科における造血幹細胞移植の進展

血液腫瘍科部長
吾郷 浩厚
（あごう ひろあつ）

全国に先駆けた取り組み——高齢者の造血幹細胞移植

　当院血液免疫科（血液腫瘍科の前身）は1996（平成8）年に開設しました。当時、島根県は、白血病などを治すために行う造血幹細胞移植において全国で最も遅れていました。造血幹細胞とは、赤血球、白血球、血小板を作る元となる細胞です。

　私たちは開設当初より全国レベルの移植療法の実施を最大の目標として血液悪性腫瘍の治療を行ってきました。しかし当初は、標準的リスク（急性白血病寛解期や慢性白血病慢性期）ではまずまずの成績でしたが、ハイリスク（白血病再発期など）の移植しか治療手段のない患者さんに対する成績は移植後の再発や合併症による死亡により極めて不良でした（図1）。

　当院は1999年に新病院が開院したときに、最新の無菌室を導入し、高い感染防御が可能となりました。ちょうどこの頃、ミニ移植（移植前の治療を幹細胞が生着できる限度まで減弱した移植）が世界的に行われるようになり、移植対象年齢の上限がそれまでの50歳から一気に70歳台まで拡大しました。これは高齢化率の高い島根県にとって福音であり、私たちはこれをいち早く実践し、高齢者の造血幹細胞移植に全国に先駆けて取り組んできました。

　当科では2000年に非血縁者間骨髄移植認定施設、続いて非血縁臍帯血移植認定施設となり、ミニ移植による適応拡大と合わせ移植症例は飛躍的に増加しました。

独自の治療戦略を考案し実践

　旧病院時代の移植マニュアルは模倣でしたが、新病

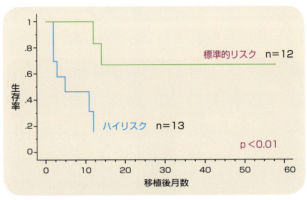

図1　当科の同種造血幹細胞移植生存率（2000年1月）
ハイリスクでは移植後1年の生存率は20％程度でした

院では独自のものとし、特に当院は高齢者移植が多いため、患者さんにやさしい移植を目指しています。さらに移植における新たな問題点に対し、独自の治療戦略を考案し実践しています。

　移植後は、患者さんの体を"よそ者"とみなし攻撃してしまう移植後免疫反応（GVHD）が起こるため、それを防ぐ免疫抑制剤を使います。しかし、一方では免疫抑制により、感染症などの移植後合併症が起こることがあります。それを減らすためにこれまで主に使用していたサイクロスポリンから免疫抑制力の強いタクロリムスに切り替え、これを低濃度で使うことでGVHDと移植後合併症を同時に低減することを実現しています。さらにミニ移植における移植後再発増加に対しては、前処置薬の静注ブスルファンを$6.4\,\mathrm{mg/dl}$から$12.8\,\mathrm{mg/dl}$に増量し、フルダラビンと併用する中間強度の前処置を全国に先駆けて開始し、このレジメン（投与法）は現在、全国の標準的前処置の1つとなっています。近年ではそれまでの標準前処置であったエンドキサンと全身放射線照射（TBI）12Gyの併用にかえ、フルダラビンとTBI12Gyの前処置を多くの症例に用い、抗腫瘍効果を保ちつつ前処置毒性を低減する、高齢患者さんにも優しい前処置を常に追求しています。

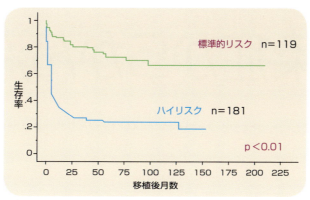

図2　当院の同種造血幹細胞移植生存率（2015年6月）
ハイリスクの移植後5年の生存率は約25％と改善しました

造血幹細胞移植の成績の向上

　これらを背景に、当科における造血幹細胞移植数は順調に増加し、ほぼ年間25～40例の移植を実施しています。2015年8月には500例に達し、全国の診療科で23番目、中国四国地区では4番目に達成しました。これは最初の移植から20年での達成であり、地方病院としてすばらしい快挙であると誇りに思っています。同年11月には移植500例を期し、約150人の病院関係者、元患者さんなどが一堂に集い式典を盛大に行いました。

　私たちは移植成績を2年ごとに詳細に解析し、問題点を洗い出し新たな移植戦略を構築し実現してきました。同種移植（ドナーから提供された造血細胞を移植する）成績は徐々にではあるが着実に改善し標準リスクでは約70％、ハイリスクでも約25％の5年生存率が得られており、課題であったハイリスクでも全国の第一線病院に引けを取らない成績を上げています（図2）。

　これまで私たちは山陰の造血幹細胞移植の成績向上がメインテーマでしたが、日本造血細胞移植学会や厚生労働省造血細胞移植研究班などでの当施設の重要性は増しており、今後は日本の移植成績向上に寄与していく債務があると考えています。特に人口構成が老年にシフトした現在、成人白血病の過半数（島根では4分の3）が65歳以上の高齢者であり、当科は高齢者移植を中心に全国をリードしています。

　私たちは日本造血細胞移植学会、日本血液学会では常に移植成績を中心に主要な講演のセッションで複数の演題を発表し続けており、全国に発信しています。模倣ではなく島根に根差した移植医療を実践し全国に向けて発信続けていく考えであります。しかし、根本は1996年発足当初と何ら変わりません。一例一例の症例に全力を尽くし、島根の移植患者さんに最高水準の移植医療を提供続けていく所存です。

　なお、私は第39回日本造血細胞移植学会総会会長に選出され、当科が主幹する運びとなりました。これは私たちの努力が全国に認められた証であり、光栄に感じると共に身の引き締まる思いであります。本学会は2017年3月2～4日に島根県民会館とくにびきメッセの2会場に約2600人の会員を集め開催いたします。この学会は島根県立中央病院血液腫瘍科のこれまでの歩みの集大成であり、今後のさらなる発展の糧となることを確信しています。

お役立ち情報コラム

骨髄移植患者会「むくの木」

検査診断科部長（前血液腫瘍科医長）
わかやま　としお
若山　聡雄

　当院には骨髄移植患者会（愛称「むくの木」）があります。2003年4月に当院が骨髄移植100例記念同窓会を開催した時に発足しました。最初の幹事は患者さん3人と医師2人でした。以来14年間、移植を受けた患者さんや御家族、また骨髄を提供されたドナーの方、骨髄バンクコーディネーターや当院の医師、看護師、薬剤師、検査技師等の医療従事者が会員となり、毎年夏に100人前後が集まって登山や釣り、ヤマメのつかみ取りなどのイベントとバーベキューなどの交流会で各自の近況報告をしています。また岡山県や愛媛県等にある病院の骨髄移植患者会との交流や、日本造血細胞移植学会に於いて患者会の活動報告も行っています。不定期ですが広報誌の発行や、近年では骨髄移植500例を期してオリジナルTシャツも作りました。今後も一層、患者会の活動を盛り上げていきたいと思います。

島根県立中央病院 骨髄移植患者会「むくの木」
連絡先：吉岡邦彦（幹事代表）kuni.yoshioka@nifty.com

尿路感染症からがん治療まで

泌尿器科部長
川上 一雄
（かわかみ かずお）

尿路感染症（膀胱炎と腎盂腎炎）の治療

　急性単純性尿路感染症は、一般的には性的活動期の女性に発生し、起炎菌（原因となる菌）の約80％が大腸菌です。適切な抗生物質で治療すればすぐに治ります。男性の尿路感染症および閉経後の女性の再発性、難治性の尿路感染症では、尿路（腎臓で作られた尿が通過する、腎盂・尿管・膀胱・尿道）に結石や腫瘍などの病気がないかを調べる必要があります。CT検査、膀胱鏡検査、残尿測定（自力排尿後）をします。

　尿混濁（尿のにごり）、寒気、発熱があれば急性腎盂腎炎ですので、点滴治療が必要となることがあります。治療前に血液・尿検査、尿培養（細菌尿の検査）、血液培養（血液中に細菌がいるかを調べる検査）をします。全身状態が不良であれば原則入院治療となります。CT検査で尿路通過障害（結石などで尿が流れにくくなった状態）があって、血圧が低下しショックになりそうな重篤な場合には、救命救急科で入院し、泌尿器科医が経尿道的尿管ステント留置術（尿道から内視鏡を膀胱内に挿入し、尿管内に細いチューブを入れる処置）あるいは腎瘻造設術（背中から拡張した腎盂に直接針を刺して、その穴を広げてチューブを入れる処置）を施行し、協力して治療を行っています。

尿路結石（腎結石、尿管結石、膀胱結石）の治療

　尿路に石（結石）ができる病気です（図1）。結石の存在する場所で名前が違います。結石で尿路閉塞（尿の流れが悪くなる）が生じると、急激に強い痛みが発生します。そのため緊急来院が多く、かかりつけ医からの紹介が大半です。痛みは患側（石のある方）の腰背部（あばらの下）から側腹部（わき腹）、下腹部にかけて起こります。時には嘔気（吐き気）、嘔吐などの症状も出ます。

　痛み止めの座薬、注射でいったんは治まります。尿路結石の約7割は自然排石しますが、結石の長径9～10mm、短径5～9mmまでのサイズが目安となります。実際には、長径7～8mm、短径5～6mmまでのものがより排石率が高い印象です。保存的治療（水分摂取、尿管を緩める作用の内服薬、鎮痛剤の投与）で軽快しない場合、結石サイズが大きい場合は積極的治療の適応です。

　当科では体外衝撃波結石破砕術（ESWL）、経尿道的尿管砕石術（TUL, f-TUL）、経皮的腎砕石術（PNL）を実施しています。ESWLは体に傷をつけることなく、体外より結石に焦点を定め衝撃波（音波の一種）により結石を破砕し、自然排石を促す方法です。年間40～50人の患者さんに主に外来治療として行っています。

　TULは硬性尿管鏡、f-TULは軟性尿管鏡（尿管ファイバースコープ）を尿管内に挿入して、鏡視下にレーザーを使用して砕石、除去します。手術室で麻酔下に行いますので、5～6日の入院が必要です。

泌尿器がん（膀胱がん、前立腺がん、腎がん、腎盂尿管がんなど）の治療

　悪性腫瘍（図2）治療に関してはインフォームドコンセントを重視し、患者さんの年齢、合併症に留意し、最高のQOL（生活の質）を得るため、できるだけ情報を提供し、患者さんに治療法を選択していただきます。

多職種連携で高度専門的な医療を安全に提供

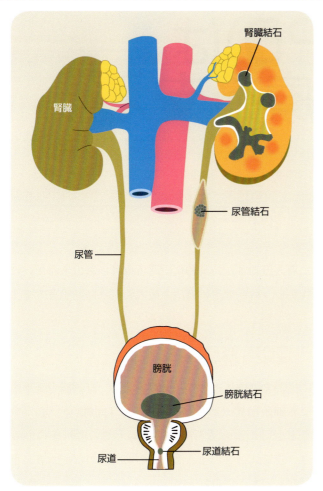

図1　尿路結石

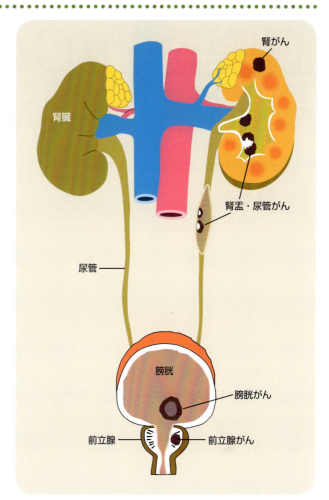

図2　泌尿（性）器がん

●膀胱がん

　表在性（早期がんで、筋層に浸潤していない）が大半であり、経尿道的手術（電気切除用の硬性膀胱鏡）で治療します。筋層浸潤がんに対しては膀胱全摘術＋尿路変更術を実施しています。

●前立腺がん

　早期がんに対しては、根治的手術（前立腺全摘術）あるいは強度変調放射線治療（IMRT）を選択していただきます。重篤な合併症のある方や、75歳以上の高齢者の方には内分泌併用放射線治療（ホルモン治療と放射線治療）を勧めています。

●腎がん、腎盂尿管がん

　腎がんは腎実質に発生するので、初期には無症状のことが多く、検診での腹部超音波検査（エコー）や他疾患精査中の腹部CT検査などで偶然発見される症例が多くなっています。腎盂尿管がんは、尿路上皮がんで膀胱がんと同じ性質です。腎がんに対して最も確実な効果があるのは手術療法ですが、進行がんあるいは転移症例には薬物治療（分子標的薬）を施行しています。

　手術治療は根治的腎摘除術（お腹を大きく切って行う開腹手術）を行っていましたが、2015（平成27）年に腹腔鏡下腎（尿管）悪性腫瘍手術を開始しました。周囲臓器への浸潤のない症例では手術侵襲の少ない、腹腔鏡下手術（お腹に3〜4個の小さな穴を開け、腹腔鏡という内視鏡を使ってお腹を大きく切らずにする手術）を勧めています。腎盂尿管がんは腎尿管全摘術（腎臓と連続する尿管を全て摘除する手術）が標準治療ですので、腎臓切離までは腹腔鏡下に行います。

お役立ち情報コラム

痛みのない血尿（無症候性血尿）は危険信号です！

　血尿が出る場合は、痛みがなくても、かかりつけ医に相談されるか直接泌尿器科のある医院、病院を受診しましょう。膀胱鏡検査で膀胱がんが見つかる場合があります。前立腺がんの早期発見にはPSA検査（血液検査）が大切です。50歳以上の男性は検査を受けましょう。

腹膜透析(CAPD)は、高齢者透析治療を支える

外科診療部長・腎臓科部長
金　聲根（きん　せいこん）

透析療法の著しい進歩

　近年、透析療法の進歩は著しいものがあります。特に通常の透析治療である血液を体外へ取り出し、器械で浄化して戻す血液透析（HD）では、専門的になりますが、透析液の水質高度清浄化、高分子領域が除去できるハイパフォーマンス膜ダイアライザー、オンライン血液濾過透析（HDF）、頻回連日透析、長時間透析、在宅透析などの技術革新がみられます。また、ESA製剤、各種リン吸着剤、シナカルセトなどが開発され、透析療法特有の合併症である腎性貧血、二次性副甲状腺機能亢進症（せんきのうこうしんしょう）、透析アミロイドーシス、血管石灰化などへの対策が取られるようになってきました。

　さらには各種画像検査、治療機器の進歩、腎臓リハビリの普及などで透析患者さんの余命は飛躍的に延長しており、2014（平成26）年末の透析患者平均年齢は67.54歳で、透析期間25年以上の患者さんも2万5千人を超えました。生命の延長だけでなく、生活の質（QOL）も改善しており、腎不全の患者さんが漠然と抱いていた「透析になったら人生お終い」という考えは過去のものとなった感があります。実際、週3回の血液透析と自己管理をしっかり行えば、腎不全の患者さんは制限があるとはいえ十分な日常生活を送れます。

　2014年度末、全国で31万人以上の方が透析治療を受けており、最も多い年齢層は65〜69歳で5万2千人、80歳以上が2万4千人います。さらに2014年に透析導入された方に限れば3万6千人で、平均年齢は69.0歳です。最も割合が高い年齢層は男性75〜79歳、女性は80〜84歳でした。このように導入患者さんの高齢化や透析患者さんの生命予後延長から、現在の透析療法の最大の対象は高齢者です。

高齢者透析患者さんへの適切な腹膜透析

　高齢者の透析患者さんの問題点は、身体能力低下による通院困難（通常、HDでは週3回施行）、心不全など合併による透析中の血圧低下での透析後のつらさ、認知症合併による治療中の安全対策など、さまざまなものがあげられます。

　一方、活動性が低下し、尿毒症物質の産生も少ない高齢腎不全患者さんは、透析で十分に尿毒素を除去することよりも、本人に負担の少ないゆるやかな透析治療の方が有用と考えられます。HDでも条件を変えることなどで対応が可能ですが、この条件を解決する最も簡便な方法の1つが腹膜透析（CAPD）です。

　CAPDとは、腹腔内に溜めた透析液を出し入れすることで血液を浄化する方法です。

　カテーテルを腹腔内に留置し、1.5〜2.0リットルの透析液を原則1日4回、本人または家族が交換貯留します。つまりHDでは4時間×3回／週で行う溶質除去と除水をCAPDは24時間連続して144時間／週で行うゆるやかな治療法です。身体的、特に心血管系への負担が少なく、また高カリウム血症になりにくいため塩分を含め食事制限もゆるやかです。ただし、CAPDはHDと比べ物質除去が劣っており、腹膜炎の発症、経年的な腹膜劣化による腹膜硬化症の問題もあり、2014年末時点でCAPD患者数は9255人です。

　高齢者にとっては、CAPDは月1回通院の在宅治療で通院負担が少なく、食事制限はほとんどいらない、好きなものが食べられる、また1日2回（朝、夜1回）

多職種連携で高度専門的な医療を安全に提供

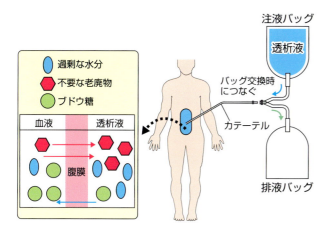

図　腹膜透析（CAPD）

通常はカテーテルとバックは切り離されており、透析以外のときはカテーテルは腹巻などに収納されています。さらに入浴も可能で、カテーテルのままポチャンとお風呂に入れます

で十分な場合、夜間は就寝を利用して、透析液の交換を自動的に行うAPDなどのバリエーションもあり、極めて魅力的です。当院でもこれまで約250人の患者さんにCAPDを導入してきましたが、CAPDに満足する高齢者、家族を数多く経験しました。一方、単身世帯、老々介護の増加などの場合、本人、家族が行えればいいが、難しいときに誰が高齢者のCAPDを行うかの大きな問題が待ち受けています（医療行為であるため訪問看護師が必要です）。

通院頻度も少なくてすむ腹膜透析

　当院は、県立病院として、医療過疎地の皆さまにも医療を提供していく使命があります。透析療法は、HDが主流ですが週に3回程度、透析のできる施設に通って透析を行います。しかし、へき地では透析のできる施設がないことも多いです。患者さんが高齢者となると、HDが可能な遠い医療施設へ通院することも

困難です。自宅で行うことができ、通院頻度も少なくてすむCAPDは、へき地にお住いの患者さんを助けることのできる良い方法です。

　当院では週1回の血液透析を併用して、1週間のうち血液透析当日と翌日はCAPDをしなくてよい方法をとるなど、家族の負担を軽減する方策を行っています。

　今後、在宅訪問看護の充実、かかりつけ医の関与、特別養護老人ホーム、小規模多機能型居宅介護、有料老人ホーム、訪問看護と連携したサービス付き高齢者向け住宅などと積極的にかかわっていくことが解決の一助となると思われます。

お役立ち情報コラム

塩分の取り過ぎに注意
── 普段の食事を見直してみませんか？

栄養管理科長
田中　淳子
（たなか　あつこ）

　塩分の取り過ぎは高血圧の原因となり脳卒中、心筋梗塞、腎不全などの要因になることがあります。減塩に取り組むには、まず日頃の食事を振り返ってみることが第一歩。漬物や佃煮などの塩分が多い食品や、汁物・麺類をよく食べる、調味料を使い過ぎているなど思い当たることはないでしょうか？　もし、思い当たることがあれば頻度や量を少なめにする、汁物は汁を少なめにするなどできるところから実践しましょう。

子育ち支援の診療体制
──プレパレーションを通して

小児病棟看護科主任看護師　**藤原 静子**（ふじはら しずこ）
小児病棟看護科主任看護師　**石倉 裕子**（いしくら ゆうこ）
小児病棟看護科看護師　**竹山 智美**（たけやま ともみ）
小児科部長　**成相 昭吉**（なりあい あきよし）

子どもの頑張りを引き出すプレパレーション

　これまで注射のときはいつも大暴れするため、お母さんや看護師に抑えられて注射を受けてきた小学生の子どもが入院しました。

　治療のため、入院翌日から点滴が必要でした。点滴をする前に子ども自身に点滴することを伝え、子どもとお母さんと一緒に、どのように行うかを話し合いました。

　この子の場合は、処置室でお母さんの膝（ひざ）に座り、ゲームで遊びながら点滴を行うことになりました。子どももお母さんも緊張した様子でしたが、最後まで落ち着いて点滴を受けることができました。数か月前には、全身で拒否し暴れていたため、お母さんは「こんなに穏やかに注射を受けられたのは初めてです」と驚き、子ども自身は、頑張れた！と満足そうな顔をしていました。

　このように、子どもにも理解できる方法で検査や処置について伝え、頑張って乗り越えられる方法を相談したり、頑張りを褒めて子どもの対処能力を引き出したりすることを「プレパレーション」と言います。

体も心も癒やされ、みんなで育む支援

　小児病棟では体と心が癒やされるように療養環境を整えるとともに、医療機器や検査、処置、注射などへの不安や疑問、恐怖心から生じる痛みや不快感を軽減させるために、プレパレーションを行っています（写真1～3）。

　例えば検査や注射、手術などを行う場合、年齢や個性に応じて、人形や写真、模型、実際使用する医療用具などを使い、遊びを通して子どもの見るもの、聞くもの、感じるものを子どもの目線で伝え、子どもの役割、協力してほしいことを伝えます。子どもの心配や疑問を軽減させ、想像力が豊かなために生じる誤解を

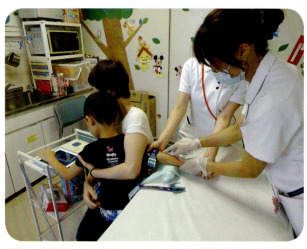

写真1　親の抱っこで座り、iPadで遊びながら採血を受ける様子

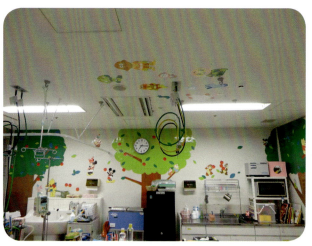

写真2　緊張や恐怖心を和らげる処置室の装飾。おもちゃや本を置いて、処置前から遊びます

多職種連携で高度専門的な医療を安全に提供

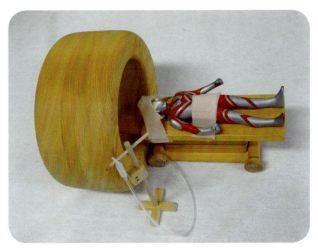

写真3　MRIの模型で遊びながら理解を促し、検査への不安を軽減させます

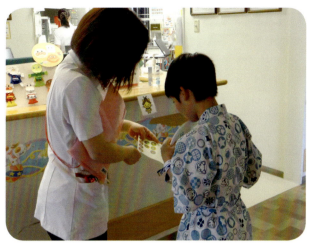

写真4　しまねっこカードを見つけ、シールを集めながら手術室に入室（シールラリー）

修正します。どのような体勢でしたいか、家族はどこにいてほしいか、おもちゃや絵本を見ながら行うかなどを一緒に考えていきます。家族に付き添ってもらうことが多く、子どもの頑張りを一緒に応援しています。

検査や処置時は不安や痛みから泣いたり不機嫌になったりする子どもも多いのですが、家族が一緒にいること、「遊び」を用いてみんなで応援する雰囲気が伝わることで、処置が終わった後の立ち直りが早いです。子どもの頑張りを十分褒めることで子どもも自信がつき、次の頑張りにつながります。

急な処置、検査、手術でプレパレーションができなかったときは、後でプレパレーションを行い、体験を受け止められるように支援して医療や大人への不信感、無力感を抱いたり、自尊心が低下するのを防いだりして、子どもならではの視点から生じる誤解を修正します。

また手術のときは、手術室看護師と連携して子どもや家族の緊張を和らげる支援を行っています。通常、手術の前日に入院し、病棟探検やプレパレーションを行い、希望者は手術室の入り口まで見学に行きます。手術室看護師や麻酔科医師と顔合わせをし、家族や子どもと細かな打ち合わせをします。このように心の準備も行い、子どもの頑張る力を引き出していきます。

手術当日は病室から手術室へ行くまでに、何か所かに貼ってある絵カードを探し、シールを集めるシールラリーをして手術室入室時の緊張や不安感を和らげています（写真4）。手術室の中まで家族が一緒に入り、眠るまで付き添うこともできます。

このように入院という非日常体験を少しは楽しいこともあったと前向きに捉えられるように支援します。

みんなにやさしい医療の提供の推進

現在、小児病棟、小児科外来、手術室と連携を取りプレパレーションに取り組んでいます。今後は子どもがいつ受診し、入院しても安心して診療を受けられる体制づくりを推進していきます。

プレパレーションは子どもに実施していますが、青年期や成人の患者さんにも子どもとは違った疑問や不安、苦痛があると思います。今後は成人患者さんへのプレパレーションも考え、提供していけたら、病院という場所がもっと癒やされる場となり、心と体の負担が軽減し、病に対し前向きに進んでいく助けになると考えています。

お役立ち情報コラム

入院前でも遊びに来てみて

検査や手術などの予定された入院の場合、入院後に病棟探検や入院オリエンテーション、プレパレーションを行っています。しかし、保護者や子どもの不安や希望に応じて、入院前からも病棟、検査室、手術室などの見学やプレパレーションが可能です。何度か遊びに来てもらうだけでも十分心の準備になります。気軽に担当医、外来看護師、病棟看護師へ相談してみてください。

細胞診とHPV検査併用検診で子宮を守る

産婦人科（前副院長）　母性小児診療部長・産婦人科部長
岩成　治　　栗岡 裕子

HPV検査併用で早期発見が可能

　子宮頸がんは子宮の入り口にできるがんで、どんどん若年化して25歳から44歳が多くなっています。一方、国内では妊婦の高齢化が進み、妊娠年齢と子宮頸がん年齢が完全に重なってきたため、子宮を絶対に守らねばなりません。

　子宮頸がんは、高リスクHPV（ヒトパピローマウイルス）の持続感染が原因です。性交経験女性の80％以上が一過性にこのHPVに感染しますが、そのうち90％の女性からは2年以内に免疫によって排除されます。残りの10％に持続感染し、そのうちの15％が前がん病変（高度異形成・上皮内がん）に、さらにその40％が子宮頸がん（浸潤がん：子宮摘出必要）になります。幸い、初感染から子宮頸がんになるまでには5年以上かかるので、検診によって前がん病変の状態で発見・治療すれば、浸潤がんになるのを防ぐことができ、自然妊娠分娩も可能です。

　検診はこれまで細胞診（顕微鏡検査）のみで行ってきましたが、前がん病変の発見能力は低く、70％でした。そこで前がん病変の発見能力95％のHPV検査が開発され実用可能になりました。さらに、いままでの細胞診と新しいHPV検査を併用すれば①発見能力がほぼ100％になり②両者が陰性の場合は5年間はがんにならないことが、欧米諸国の多くの研究で分かってきました。

　当院は全国に先駆けて、2005（平成17）年からこの併用検診を実施し、浸潤がんを防止でき、多くの子宮を守ることができています。

細胞診・HPV検査併用検診の方法（図1、2）

　いままで通り、まず子宮頸部から採取した検体を細胞診に使い、残り材料をスピッツに入れてHPV検査に提出します。新たな検査材料をとる必要はありません。細胞診もHPV検査も約1週間で結果が出ます。両方の結果から産婦人科医が臨床的に判断し、皆さんに今後の方針を郵送で報告します。具体的な例を以下に示します。

①**細胞診とHPV検査がともに陰性の場合**

　次回は3年後の検診を指示します。受診者の91％がこれに相当します。これまでの細胞診のみの検診が1年間隔だったものが、3年間隔となり受診者の負担も軽減できます。

②**細胞診陰性・HPV検査陽性の場合**

　次回は1年後検診です。受診者の3％が相当します。

③**細胞診がASC-US（軽度異常）でHPV検査が陰性の場合**

　次回は1年後検診です。受診者の3％が相当し、これまでASC-USの場合は要精検でしたが、HPVが陰性であれば精検は必要ありません。

④**細胞診ASC-USでHPV検査陽性と、細胞診LSIL：軽度異形成疑以上の場合（HPV検査の結果にかかわらず）**

　ただちに精密検査が必要です。これは受診者の3％に相当します。

多職種連携で高度専門的な医療を安全に提供

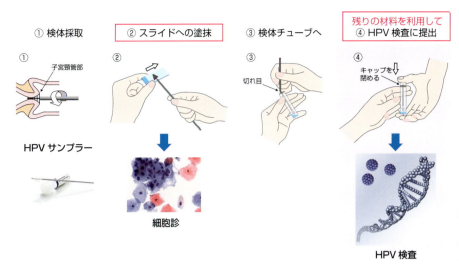

図1
HPV検査併用検診の流れ（塗抹法）
検体採取は一度で済むので、検査を受ける方の負担が増えることはありません

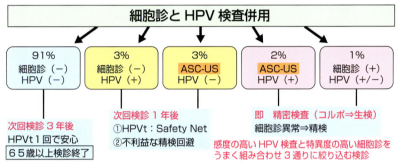

図2
細胞診・HPV検査併用子宮頸がん検診アルゴリズム
検査結果を組み合わせ、3年後、1年後に検診、すぐに精密検査を受ける方に分類します

　また、HPV併用検診の必要な年齢は25〜65歳が適正と思われます。欧米諸国も25〜65歳を適正年齢としていますが、出雲市や島根県のデータからも確認できました。

前がん病変の治療／円錐切除

　精密検査（生検）の結果が前がん病変（今後、がんに変わる可能性がある高度異形成など）だった場合は円錐切除が必要です。円錐切除は子宮頸部の病変部を円錐形に切除する手術で、レーザーなどで行います。全国的には約3日間の入院が必要ですが、当院では30年前から、原則日帰り手術で行っています。ただし、経腟分娩の経験のない方や、通院に1時間以上かかる方は、円錐切除のときに静脈麻酔が必要なため、1泊入院が必要です。

　当院では、これまでに約500例の円錐切除を行いました。その結果、①円錐切除後約1か月半で元の子宮に復元すること②その後すぐに妊娠可能になること③円錐切除が原因では早産にはならないこと④経腟分娩が可能なこと⑤円錐切除後HPV検査が陰性になる確率は80％で、陰性になれば再発が3年間はないこ

となどが分かりました。

まとめ

　子宮頸がんの原因であるHPVの検査と従来からの細胞診を併用する検診は、高精度で効率的に前がん病変を発見できます。前がん病変には症状はないため、検診で発見するしかありません。前がん病変で発見できれば子宮を守ることができ、自然妊娠分娩が可能です。出血などの症状があってからでは間に合いません。科学の進歩で前がん病変が100％発見でき、しかも将来が予測できるHPV併用検診を利用しない手はないと思います。

お役立ち情報コラム

子宮頸がん予防ワクチンとHPV検査併用検診

　子宮頸がん予防ワクチンは、13種類の高リスクHPVのうち16型、18型HPVの感染を防御し、子宮頸がん全体の70％を防ぐことができますが、検診は必要です。

　一方、HPV併用検診は、前がん病変を100％発見して子宮頸がんを防ぐことができますが、円錐切除が必要です。円錐切除も避けたければ、ワクチンと併用検診の両者で子宮頸がんを防ぎ、子宮を守りましょう。

進化する耳鼻咽喉科と近年の診療事情

耳鼻咽喉科部長
木村 光宏
きむら みつひろ

耳鼻咽喉科とは

　耳鼻咽喉科は文字通り、耳・鼻・のどにおける病気を取り扱う専門の科です。

　この領域は幅広く、生命維持に重要な呼吸・食べ物を咀嚼し飲み込む摂食嚥下・しゃべる歌うなどの音声言語の機能を扱うと同時に、聴覚・嗅覚・味覚・平衡感覚などを取り扱う感覚器の専門でもあります。生死にかかわる疾患と日常生活にアクセントを加え、生活を豊かに過ごすためには欠かせない大切な器官の病気、両方を取り扱う専門科です。

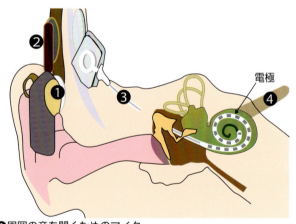

❶周囲の音を聞くためのマイク
❷内部に音を伝えるためのコイル
❸インプラント、❷から送られた音を蝸牛に伝える役割を果たす
❹聴神経、感じた刺激を脳に伝える

図　人工内耳

耳鼻咽喉科領域の進化

　前述の通り、いかに生活を豊かにし、いかに生活の質（QOL）を上げ、生きている喜びを感じることができるかを追求し、耳鼻咽喉科の治療は進化しています。

　例えば難聴では、20世紀最大の発明とも称される人工内耳が開発されて、難聴患者の生活の質は飛躍的に改善しました（図）。それ以前は、先天的に難聴を持って生まれた赤ちゃんは補聴器しかなく、補聴器でも聞こえない患者さんについては手話や筆談などのコミュニケーションだけで、限られた人としかコミュニケーションをとれませんでした。さらには、鳥のさえずり・動物のなき声に耳を傾けることができず、危険なアラーム音も聞き取ることはできませんでした。

　手術も大きく進化しました。顕微鏡、内視鏡、手術中にどの部位を操作しているかをリアルタイムに知らせる装置であるナビゲーションシステムを活用した手術や、ロボット支援下手術（手術用ロボットを操作し、体への負担が少なく、より精密な手術が可能となる手術）などの周辺機器の進化により、体への負担を軽減する手術（以下、低侵襲手術）が可能となりました。放射線治療・化学療法の進歩も著しいです。頭頸部がんでは喉頭全摘術など機能を失ってしまう大きな手術が主流だった時代から、機能温存が可能になる患者さんが増加しつつあります。

多職種連携で高度専門的な医療を安全に提供

島根県の耳鼻咽喉科の現状

進化し続ける耳鼻咽喉科ですが、反比例するように耳鼻科を志す医師は減っています。

新臨床研修医制度が始まるまでは全国的には毎年300人程度の耳鼻咽喉科医師が誕生していましたが、現在は200人に達しない状況です。

島根県も例外ではなく、最近5年間耳鼻咽喉科医師の誕生はなく、勤務医の減少が続き、島根県西部には至っては入院を受け持つ勤務医が1人もいない状態です。出雲地域は島根大学と当院があり安泰かというとそうとは言えない現状ですが、ほかの医療機関などと連携協力して、医師の養成・確保に努め、よりよい医療の提供を目指し、出雲医療圏の患者さんに少しでも貢献できるように日々邁進していきたいと考えています（写真）。

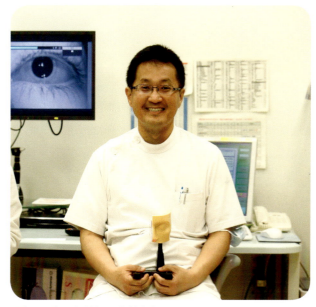

写真　耳鼻咽喉科部長　木村光宏

お役立ち情報コラム

内視鏡下鼻副鼻腔手術のメリット

鼻腔の周囲には副鼻腔という空洞が存在しており、その空洞に炎症をきたすと副鼻腔炎（いわゆる蓄膿症）にかかり、鼻閉・鼻汁・嗅覚障害・頭痛といった症状が現れます。

薬の内服や鼻処置治療で改善しないものについては手術が必要になります。

かつての手術は、歯齦部（唇の裏）を切開し、顔面骨の一部を削って開く手術であったため、手術直後は頬部が腫れ、術後数か月は頬部がしびれるというつらい手術でした。現在では鼻孔から内視鏡を入れてモニター画面を見ながら鼻内手術を行い、病気のある粘膜だけ切除、排泄ルートだけ大きく開き、正常構造は温存する低侵襲な手術が可能となっています。内視鏡下手術が行えるようになり、頬部が腫れたり・しびれたりするといった術後の後遺症は軽減されるようになっています。

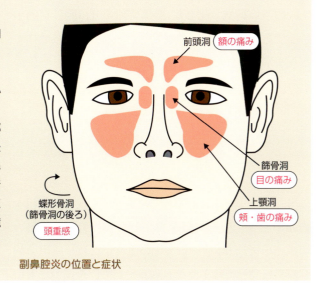

副鼻腔炎の位置と症状

口腔外科的小手術の治療実績は豊富
——智歯抜歯、顎骨嚢胞

皮膚感覚器診療部長・歯科口腔外科部長
尾原 清司（おばらせいじ）

歯科医療って外科的な処置が多いですよね!?

「歯医者いやだなあ、歯科治療いやだな」との声をしばしば耳にします。特に抜歯や歯肉の腫れた部位の切開など、歯科領域での治療では外科的、観血的治療の頻度は、他の領域の治療をしのぐものがあり、歯の治療って痛いよね……の通説につながることは否めません。

特に初診患者さんの半数以上が紹介である当院歯科口腔外科（こうくうげか）では、外科的治療を必要とする症例が多数を占め、口腔外科的小手術を行うことが非常に多い状況にあります。

扱う症例としては、親知らずの抜歯（図1）・埋伏歯（まいふくし）（骨に埋まった難易度の高い抜歯）、歯根端切除術（しこんたんせつじょじゅつ）（歯の根の先の病巣の切除）、嚢胞摘出術（のうほうてきしゅつじゅつ）（嚢胞とは体液や膿（うみ）を蓄えた袋のことで、腫瘍とは異なりますが、歯を形成し終わった名残の組織に起因したり、つばを作る唾液腺に由来したりすることが多く、口腔内では比較的多い病気、図2）、腫瘍切除術（しゅよう）（口腔外科的小手術である症例は基本的に良性のもの）など多岐にわたります。これら治療の状況を担保する上で、当院の歯科医師は、口腔外科、顎関節（がくかんせつ）、インプラントなどの専門医・指導医の資格を取得しています。

県内トップレベルの口腔外科的小手術

当院では、年間に親知らずの抜歯、埋伏歯の抜歯を約400症例、嚢胞処置を約200症例、骨折や腫瘍の切除摘出を約60症例行っています。これは県内の病院歯科口腔科ではトップレベルであり、全国的にも口腔外科小手術症例数は多く、豊富な経験があります。スタッフも連日多数多岐にわたる症例に携わっていますので、歯科医師同様に経験知識ともに豊富であり、心配なことがあれば気軽に質問してください。

処置の難易度は患者さんによって多様ですが、いずれも手術であることに変わりはありません。だからこそ、それぞれの症例に応じてしっかりと予約時間を確保、合併症について文章や模式図を用いてできるだけ分かりやすく十分説明し、理解いただいた上で手術を行っています。皆さんは、通常の歯科診療のように、忙しいバタバタとしたイメージをお持ちかもしれません。口腔外科的手術の症例は、初診や通常の再診患者さんと重ならない午後の診療とし、患者さんにとってできるだけストレスがかからないように心掛けています。

治療方法ですが、症例によっては全身麻酔下での治療をお勧めする場合があります。そのほか、歯科治療に不安な患者さんや強い嘔吐反射（おうとはんしゃ）（口の中に何かを入れられる、口の中を触られると吐き気がする）のある患者さんでは、静脈内鎮静法（点滴から薬を投与し不安感や嘔吐反射を抑える方法）が有効な場合が多く、これは保険診療として認められている治療方法です。局所麻酔、全身麻酔、静脈内鎮静法のいずれにも当科では対応可能ですので、気軽に相談してください。

「まめネット」で医療情報の共有

ご自身が既に抱えている病気や、内服している薬のことで不安を感じておられる方も多いことでしょう。確かに歯科治療、特に外科的な治療を必要とする患者さんでは、注意を必要とする病気、薬が数多くあります。

多職種連携で高度専門的な医療を安全に提供

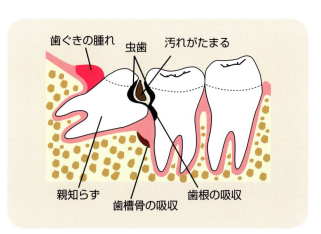

図1 親知らずは横向きになることが多く、歯として大切な働きをしないのに、炎症や虫歯などの原因となることが多く、抜歯を必要とする場合がよくあります

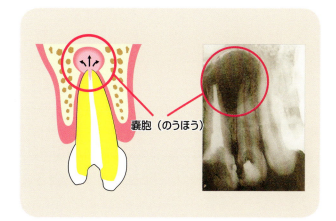

図2 神経がダメになった歯や、虫歯での炎症の状況により、神経を治療した歯の根尖（歯根の尖端）に生じる膿や体液を蓄えた袋です。ゆっくりと大きくなります

　地域医療の基幹をなす当院では、このような患者さんの割合が高く、私たち歯科医師は、全身的な治療、内服の合併症や副作用などに関する知識の集積と研さんに努め、安心できる歯科医療の提供を常に目指しています。また、いろいろな病気をお持ちの患者さんには、総合病院の歯科口腔外科であることを生かし、他科との連携を図りリスクを考慮した上で手術を行います。

　当院以外を受診されている患者さんでも、患者さんの医療情報を、インターネットを通じて共有するネットワークである「まめネット」が島根県にはあります。ご自身が「まめネット」に同意され、かつ「まめネット」に登録されている医療機関を受診されている方であれば、投薬や検査情報などについて本ネットワークを通じて簡単に入手できますので、安全な口腔外科診療につながります。

　口の中は見える場所です。口腔内の専門家である私たちが診察すれば多くの情報を得ることが可能です。気になる症状があれば、気軽に相談してください。

　生活習慣病の多くが、歯を中心とした口腔内の環境と関連する可能性を、テレビ、新聞、雑誌などを通じてご存じの方も多いでしょう。さらに、高齢化が進んでいる現代において、良好な食生活を維持するために、歯科口腔外科の役割は、今後ますます広がるでしょう。

お役立ち情報コラム

注意が必要な内服薬

　口腔外科治療をする方には、注意を必要とする内服薬が多数あります。代表的な1つが、「血液サラサラ薬」です。心疾患、脳梗塞などで投与されるサラサラ薬は、以前は休止して観血的治療をしていましたが、休止することで体のバランスが崩れ、まれに血管が詰まりやすくなるため、継続が基本となっています。

　口内での止血の手技がたくさんあり、続けることが可能です。出血しても驚かないでください。ほかにも歯科治療と関係する薬があり、お薬手帳の持参をお勧めします。

口腔ケアは、治療成績を向上させる

歯科口腔外科医長
片山 暁恵（かたやま あきえ）

全身と口腔のかかわり

　生きるために「食べる」ことは欠かせません。また、しっかり噛んで、おいしく食べるためには「歯」が必要です。

　歯を失う大きな原因となっているのが歯周病です。食べる楽しみを奪いかねない歯周病は歯に影響を与えるだけでなく、近年、歯周病を引き起こす原因菌である歯周病菌が心疾患、糖尿病、誤嚥（食物などが、なんらかの理由で、誤って喉頭と気管に入ってしまう状態）性肺炎、早産、骨粗しょう症など、全身の病気に関わりを持っていることが明らかになってきました。そのため歯の健康だけでなく「からだ」の健康のために口腔内を清潔に保つための口腔ケアは非常に重要です。

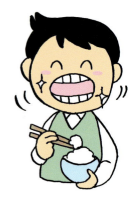

手術前後の口腔ケアの重要性

　近年、周術期（入院、麻酔、手術、回復といった、術中だけでなく前後の期間を含めた一連の期間）における「口腔ケア」の重要性が注目されるようになってきています。全身麻酔下での手術の際には、肺までチューブを入れ人工呼吸器で呼吸を管理しています。

　口腔内には多くの細菌が存在しているため、不衛生な口腔環境であれば、口腔細菌などが手術の際の人工呼吸器を通して気道へ迷入し、術後の誤嚥性肺炎などを引き起こす可能性があります。人工呼吸器関連肺炎と呼ばれるこの肺炎は、特に気管内挿管の時間が長引くほど発生頻度は上昇するといわれています。

　また、口腔とつながっている臓器の手術、特に頭頸部（頭から首にかけて）の場合、口腔と近接するため、口腔細菌により創部の感染を生じ治癒を遅らせる可能性があります。

　手術が順調に行われたとしても、これらの合併症を併発することで、治癒の遅れ、治療・入院期間の延長、ＱＯＬ（生活の質）の低下だけでなく、場合によっては致命的な状況を招く恐れもあります。

　口腔ケアを行うことで口腔内を清潔に保つことが、術後の合併症のリスクを下げ、治療が円滑に進むことに貢献できると考えます。

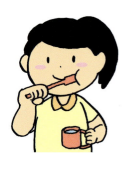

多職種連携で高度専門的な医療を安全に提供

図　手術時の口腔ケア スケジュール

化学療法時の口腔ケアの重要性

　抗がん剤治療による副作用の中で、最も頻度が高いのが口腔粘膜炎です。口腔粘膜炎は、抗がん剤が口腔内の粘膜にも作用して障害を起こすことが1つの原因です。また、抗がん剤による抵抗力の低下に基づく口腔内の細菌感染などから生じることもあります。

　口腔粘膜炎以外の副作用として、歯の感染症があります。むし歯や歯周病があれば、今まで症状のなかった歯でも、抵抗力の低下により感染を生じ、痛みや歯肉の腫れを起こす可能性があります。また、唾液腺と呼ばれる唾液をつくる組織、味蕾と呼ばれる味を感じる組織も抗がん剤によって障害を受け、口の中が乾燥したり、味がおかしく感じたりするようになることがあります。

　口は、食べ物の咀嚼（噛み砕く）、消化、嚥下（取り込んだ水分や食べ物を咽頭と食道を経て胃へ送り込む〈飲み込む〉こと）などの食事にかかわる働き、味覚のように食欲にかかわる働き、会話にかかわる働きを持っています。抗がん剤による口の副作用によりこれらの働きが障害されることになります。

　口腔粘膜炎などの副作用による痛みで、食事摂取が困難となれば、食事量の低下により、がん治療に必要な体力を維持することが難しくなります。そのため、治療を休止・中断せざるを得ない状態になることもあります。また、食事を楽しむことができず、QOLの低下にもつながります。

　これらの副作用を完全に予防、治療する画期的な方法は残念ながらありません。しかし、これらの症状を少しでも軽くするために治療前に口腔の検査を行い、必要な治療を済ませておくこと、抗がん剤の治療中も口腔内を清潔に保つことが重要であるとさまざまな研究で報告されています。

　口腔ケアにより口腔内を清潔に保つことが、抗がん剤による口の副作用症状を軽減し、治療が円滑に進むことに貢献できると考えます。

　当院では2015（平成27）年4月から特殊外来「周術期口腔ケア外来」を新設し、医科主治医、かかりつけ歯科と連携を図りながら患者さんの治療が円滑に進むよう治療にあたっています。

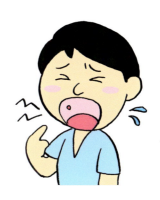

お役立ち情報コラム

かかりつけ歯科をもちましょう

　歯科医院に行くのは「痛くなってから」「支障が出てから」という人も多いのではないでしょうか。むし歯や歯周病はゆっくり進行し、初めのうちはほとんど自覚症状がありません。そのため、気がつかない間にどんどん悪化していきます。ですから、症状が出てから受診するのでは遅いのです。日頃から定期的にかかりつけ歯科医院を受診し、口腔内の環境を整えておきましょう。

IVRを駆使する
——IVRによる治療選択の広がり、緊急IVRによる救命率向上

放射線科医長　放射線科部長
湯浅 貢司　児玉 光史
ゆあさ こうじ　こだま こうじ

診断のために発達した技術を治療に応用した「IVR」とチーム医療

　IVRは「Interventional Radiology」（インターベンショナル ラジオロジー）の略で、国内では「画像下治療」とも呼ばれます。画像診断を中心とした検査・診断技術を治療に応用した分野で、心臓や大動脈は循環器内科医と心臓血管外科医が、頭部は脳神経外科医が対応し、それ以外の領域については、放射線科医が担当します。全身麻酔を行わず、意識のある患者さんだと話をしながらでも行えます。検査を受けているようにも見えますが、実際は手術と同様に、モニターを見ながら病変に対してカテーテル操作など、直接治療を行っています（写真1）。

　そして、医療が日々進歩する中、IVRに求められる知識や技術もどんどん膨大になっています。IVRにおいても、やはりチーム医療が求められます。放射線科医は救命救急科医師・各科専門医師との連携が不可欠で、さらにIVR専門医・放射線科専門医、IVR認定放射線技師、IVR認定看護師からなる専任のチームで患者さんの治療に全力を尽くしています（写真2）。

　IVRによる治療は、医師の技術的な面だけではなく、技師、看護師による、質の高い画像の提供と放射線被曝への配慮、刻々と変化する容態の観察や、患者さんの不安に対するケアなど、徹底したリスク管理の下に成り立っています（写真3）。

救命救急医療におけるIVR、緊急IVRによる救命率向上

　救命の現場では、緊急IVRも欠かすことのできない重要な治療手段の1つとなっています。例えば、交通事故など大きな外傷の患者さんは、大量の出血で生命の危機にさらされています。「防ぎえた外傷死亡」をなくすために、その出血を1分でも早く食い止めなければならない状況において、大きな役割を担うのがIVRによる「動脈塞栓術」です。
どうみゃくそくせんじゅつ

　これは、動脈にカテーテルと呼ばれる細い管を入れて、体の中で出血している血管まで到達させ、その血管を詰めることによって出血を止めます。血管を詰めるものは、ゼラチンスポンジ、金属コイル、シアノア

写真1　肝動脈化学塞栓療法中の様子。X線モニターを見ながら慎重にカテーテル操作を行っています

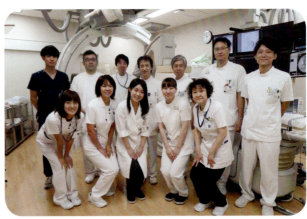

写真2　IVRに従事する当院スタッフ。緊急時にも医師・看護師・技師のチームで診療にあたります

多職種連携で高度専門的な医療を安全に提供

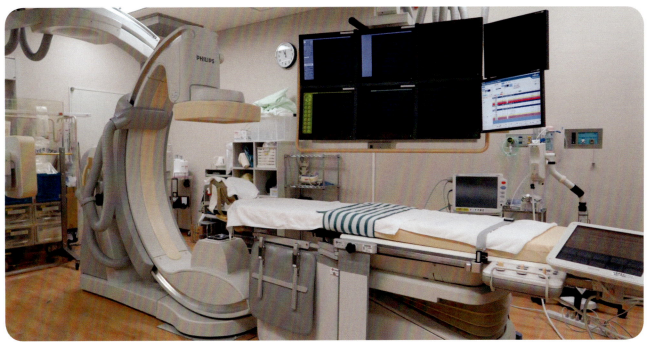

写真3　当院のIVR装置の1台。高性能の装置に、入念な点検・整備を行って、患者さんとスタッフの安全な診療を支えます

クリレート（接着剤の成分）などがあり、これらを適切に使い分けることによって、あらゆる状況に対応しています。

これによって手術までしなくてもすむ例や、場合によっては手術では対応の困難な出血に対しても、短時間で大きな効果を発揮する例も数多くあります。またIVRで止血することは、出血している臓器を守る意味もあります。

緊急IVRは、外傷だけでなく、肺の病気からの大量喀血や、胃、腸からの吐血・下血、産婦人科の出産に伴う大量出血、種々の外科手術後に発生した出血、腫瘍の破裂による出血など、生命を脅かすさまざまな大量出血を止める唯一の手段となる場合もあります。逆に「血栓溶解術」や「血管形成術」のように、詰まってしまった血管の血流を再開させる治療もあります。

緊急IVRでは、このような一刻を争う事態に24時間対応し、迅速かつ安全に目的を達することが求められています。

IVRによる治療選択の広がり

IVRの対象となる疾患は、救命救急医療以外にも、がんの治療や、QOL（生活の質）向上を目指した緩和医療などたくさんあります。点滴のように全身に薬を流すのではなく、病変部のすぐ近くから薬を注入する「動注化学療法」、いつ出血するか分からない異常な血管を固めてしまう「塞栓療法」や「硬化療法」、体の奥深くにできた膿のたまりに針を刺して体外に排出する「ドレナージ治療」などがあります。また特殊な検査にも応用され、専用の針を刺して病変の一部を採取して病理診断へつなげる「生検」も行っています。

IVRは、以前は大がかりな手術が必要だった治療を、管を1本刺すという、体へのより小さな負担で手術と同等の効果を得たり、手術をする前に施して手術の危険性を下げたりする治療など、多くの場面で必要とされ、とても多くの診療科の患者さんとかかわっています。

お役立ち情報コラム

病院で使用する放射線とは？

放射線技術科長
山田　正雄

放射線とは、光の仲間ですが、一般的に「目に見えない」「被曝するとよくない」「危険だ」など怖いといったイメージが定着しているため、良くない連想をされてしまいます。

一方で、病院で使用する放射線は、病気の発見と診断、治療法の選択、治療、治療効果の判定など、さまざまな用途で使用され、今では欠かせないものとなっています。

私たち診療放射線技師は、放射線が人体に与える影響を常に考慮し、最善の方法で使用しています。

安全に手術を受けるための見張り番
手術患者さんの全身管理を担う麻酔科医

手術科部長・麻酔科部長
越崎 雅行
（こしざき まさゆき）

麻酔科医とは

　手術では体にメスを入れるため、痛みをはじめとする大きなストレスが伴います。痛みやストレスは、手術後の回復に大きな影響を与えるといわれています。そこで、痛みを取り除くことを中心に、さまざまなストレスから患者さんの体を守ることで手術中やその後の期間を快適に過ごしていただけるように努めるのが麻酔科医の仕事です。さらに、血圧や脈拍、尿量など心臓や血液の流れを整える循環管理や、体の中に十分な酸素を送り込むための環境を整える呼吸管理なども麻酔科医の大切な役割なのです。

麻酔の方法あれこれ

　麻酔には大きく分類すると全身麻酔と局所麻酔（区域麻酔）があります。

　全身麻酔では、主に脳に作用する薬剤を用いて、鎮静（意識をなくす）、鎮痛（痛みをなくす）、不動化（筋肉の動きを抑える）という状態をつくり手術が安全に行える環境をつくります。

　局所麻酔の中の脊椎麻酔（脊髄クモ膜下麻酔とも言います）では、背骨の奥に存在する脊髄と呼ばれる神経の束に薬を作用させることで鎮痛、不動化の状態をつくります。主に下腹部や下肢の手術によく使われます。

　さらに局所麻酔の中の硬膜外麻酔では、脊髄を取り巻くように存在する硬膜という膜の外側に細いチューブを入れて、そこに麻酔薬を注入することにより、選択的に手術の傷の部分に鎮痛状態をつくります。この麻酔方法は術後の傷の痛みを和らげることにも貢献します。

　これらの麻酔方法はそれぞれを単独で行う場合もありますが、組み合わせてそれぞれの利点をうまく活用し、より患者さんの利益になるような麻酔方法を選択していきます。

　このような麻酔方法を駆使して、患者さんが安全に手術を受けられるよう私たち麻酔科医は日夜手術室で働いているわけですが、「麻酔科」という診療科名を掲げる（標榜する）ためには、麻酔科認定病院において専門の臨床経験を2年以上積んで「麻酔科標榜医」という資格を取得しなければなりません。これは医師免許とは別に、厚生労働省が認定する特別な資格であり、麻酔科の特徴といえるポイントです。さらに日本麻酔科学会が認定する麻酔専門医になるには、5年以上の臨床経験を積んだ上で筆記試験や実地試験、口頭試問に合格しなければなりません。当院も麻酔科認定病院として日本麻酔科学会に登録されています。

　当院では、全身麻酔、脊椎麻酔、硬膜外麻酔が必要である手術が年間約2700件あります。これら全ての麻酔には、麻酔科標榜医や麻酔科専門医の資格を持ったものが関わることになっており、麻酔科医不足が問題となっている都会の病院よりも、より専門性の高い麻酔管理が行われていると自負しています。

より安全性の高い麻酔を求めて

　先に述べた全身麻酔、脊椎麻酔、硬膜外麻酔に加えて、痛みの管理をする上で行われる手技として、末梢神経ブロックというものがあります。全身麻酔、脊椎麻酔、硬膜外麻酔が、脳や脊髄といった中枢神経と呼

多職種連携で高度専門的な医療を安全に提供

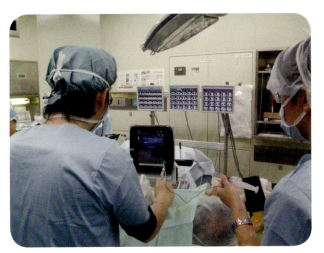

写真　エコーガイド下末梢神経ブロックを行っている様子

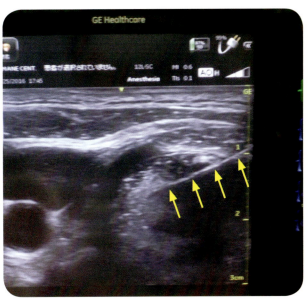

エコーでみられる画像の一例（矢印で示されているのがブロック針です）

ばれる部位をターゲットにする麻酔方法であるのに対し、末梢神経ブロックは、より創部（キズ）に近い神経の走行に沿って麻酔薬を注射し、その領域の痛みをとる方法です。これまでの末梢神経ブロックは、熟練者が解剖学をはじめとする知識や経験に基づき行われていました。ただし、これでは患者さんの個人差に十分に対応できないことがあり、必ずしも成功率が高いとはいえませんでした。

しかし近年、超音波画像診断（エコー）の手法を応用し、画像で末梢神経やその周辺組織の状態を確認しながら行う方法が考案され、急速に普及しつつあります。エコーを用いると、神経、ブロック針の位置を画像上で確認できるようになり、末梢神経ブロックの成功率が上昇するとともに、神経損傷などの合併症の発生率も低くなり、安全性にも大きく寄与するようになりました。

当院でも、より安全性や確実性の高いこの手技を積極的に取り入れて（写真）、患者さんのためになる麻酔を目指しています。

医療従事者の教育

皆さんは、救急救命士という資格をご存じでしょうか。しばらく前にテレビドラマでも取り上げられたため認知度は上がっているかもしれません。これは、心肺機能停止状態の患者さんの救命率を向上させることを目的に導入された国家資格です。ある種の医療行為を行うことができる資格なのですが、気管挿管という人工呼吸を行う上で大切な手技も含まれます。これに関しては病院での実習が義務付けられており、当院ではその実習に対し病院全体で協力しているところです。

誰もがお世話になるかもしれない救急救命士を育成し、救える可能性のある命を１人でも多く救えるようにと、患者さんにご理解とご承諾をいただき、取り組みを進めていますので、よろしければご協力をお願いいたします。

お役立ち情報コラム

全身麻酔と喫煙

日本では成人男性の約３割、女性の約１割が喫煙しているといわれています。喫煙が人の体にさまざまな影響を与えることは周知の事実ですが、麻酔に関しても同様です。喫煙者が全身麻酔を受けると、代表的な合併症として、手術中の痰の増量やそれによる術後の呼吸状態の悪化、肺炎の発生率上昇がいわれています。合併症を減らすために、手術を受ける方は、１日でも長い禁煙期間を確保していただきますようお願いします。

患者さんの岐路にかかわる最終診断を担う病理医
——「私の病気は良性ですか? え! もしかして悪性?」

病理組織診断科部長
大沼 秀行（おおぬま ひでゆき）

病理医とは?

　病理医と聞くと、最近ではドラマ「フラジャイル」の岸先生、古くは「白い巨塔」の大河内教授、もしくは「チームバチスタの栄光」の鳴海先生を思い浮かべる方もおられるかもしれません。変人だが極めて優秀な岸先生、清廉潔白な大河内教授、外科医から転身し、どこか影のある鳴海先生。これまでさまざまなイメージの病理医が演じられてきましたが、皆さんの中には、病理医の存在すら知らない方が多いように思います。患者さんと直接対面する機会がないことが要因かもしれません。

　病理医は病理診断を行う医師です。病理診断の柱は「組織診断」「細胞診断」「病理解剖」です。その中心となる組織診断については、当院では年間約5800件(最近5年間の平均)行っています。採取された小さい組織を顕微鏡で観察し検討を行ったり、また手術で切除したものについては、悪性度や進行程度などを判定したりしますので、しばしば最終診断として扱われます。

　アーサー・ヘイリーの『最後の診断』という小説では、病理医の重要性が見事に描かれています。優秀な若き病理医と頑固なベテラン病理医が、膝の病気の診断を行うシーンが特に印象的です。膝から採取された小さな組織について、若き病理医の診断は良性(骨折)、ベテラン病理医の診断は悪性(骨肉腫)で意見が分かれるのです。もし悪性で放置すれば死に至りますので、足の切断手術が必要です。しかし、もしも良性なら手術は過剰な治療であり、患者さんの片足を奪うだけの行為になってしまいます。そして最後に、ベテラン病理医が診断責任を一手に引き受け、患者さんの人生を

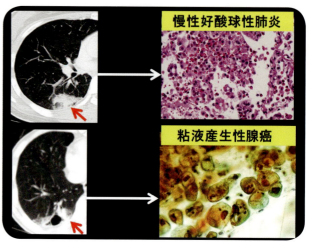

写真1　似ている肺CTの影(赤矢印)ですが、病理で上は肺炎、下はがんと判明しました

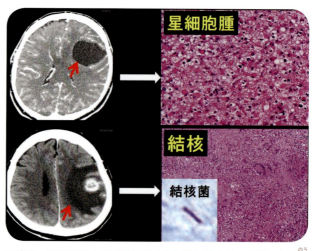

写真2　似ている大脳CTの影(赤矢印)ですが、病理で上は脳腫瘍、下は結核と判明しました

左右する極めて重要な判定を下すのです。「この病気は悪性です」と……。結局手術になりましたが、果たして術前診断が正しかったのかどうか、続きは小説をお読みいただければと思います。

顕微鏡を用いた病気の診断

　難解症例は、フィクションの世界だけではありません。実は、日常よく経験することなのです。病気の良性や悪性は、あたかも血液検査のように正常・異常がパッと一瞬のうちに数値化されて判定できるものでは

多職種連携で高度専門的な医療を安全に提供

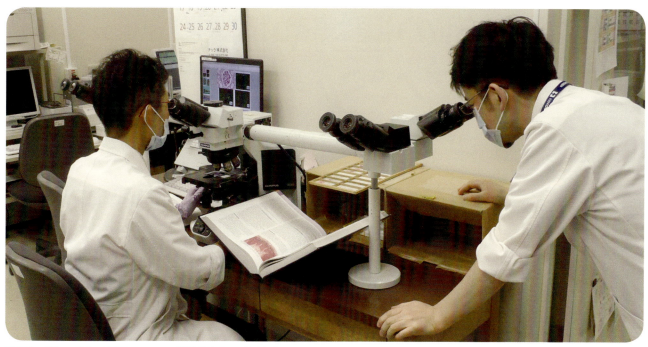

写真3　難しい病気の原因について、顕微鏡を見ながら協議しているところです

ありません。病理診断は単なる検査ではなく、標本を顕微鏡で見て病気の原因が何であるかを診断する医療行為です（写真1、2）。全身臓器のがんの診断のみならず、感染症（細菌、真菌、ウイルス）あるいは自己免疫疾患などの病気の原因を突き止めるため、日々医学書や論文を片手に、時にはカルテを参照して患者さんの背景を考慮しながら診断を行っているのです。組織採取後にすぐ結果が出るようなものではありません。

当院では小さな組織は1週間、大きな組織は2週間以内といった期間をいただき、その間に詳細な検討を重ねて「病理診断」を報告しています。大変専門性が高く、医師免許があれば診断できるというものではありません。当院には経験年数が十分な学会認定病理専門医が2人常勤しており、適宜協議をしながら、正確な診断を心掛けています（写真3）。

ダブルチェック体制での迅速診断

手術に並行してリアルタイムで、手術方針の決定に役立つ「術中迅速診断」も病理医の重要な役目です。手術中に病気が良性か悪性か、手術した切断面にがん細胞が達していないかどうか、リンパ節に転移がないかどうかなどを判定していきます。外科医などの手術スタッフがいくら充実しても、当然ながらミクロレベルの病気の状況までは分かりません。当院では見落しがないように、全症例ダブルチェック体制で迅速診断に臨み、手術成績の向上に貢献しています。

細胞診断は子宮頸部、膀胱など臓器表面から得られた細胞を調べたり、また乳腺のしこりなどの体表に近い病気部分を、針で吸引して得た細胞を調べたりする行為です。特に、がん検診では大きな役割を担い、4人の細胞検査士とともに年間約6400件（最近5年間の平均）の診断を行っています。

病理解剖は病院で不幸にして亡くなられた患者さんの死因、病態解析、治療効果などを検証し、今後の医療に生かすことを目的に行います。遺族の同意を得た上で行い、たくさんの臓器を調べますので、当院では期間をいただき2か月以内に最終報告を行っています。真摯な姿勢で臨み、礼意を失することなく行うことを心掛けています。

お役立ち情報コラム

がんを防ぐための新12か条

近年、がん患者が増えています。以下の「がんを防ぐための新12か条」に従い予防しましょう。

①たばこは吸わない②他人のたばこの煙をできるだけ避ける③お酒はほどほどに④バランスのとれた食生活を⑤塩辛い食品は控えめに⑥野菜や果物は不足にならないように⑦適度に運動⑧適切な体重維持⑨ウイルスや細菌の感染予防と治療⑩定期的ながん検診を⑪身体の異常に気がついたら、すぐに受診を⑫正しいがん情報でがんを知ることから。

認定看護師の連携や協働
看護のスペシャリスト

看護局看護師長　皮膚・排泄ケア認定看護師
西村 恭子
（にしむら きょうこ）

認定看護師とは

認定看護師は、公益社団法人日本看護協会認定審査に合格し、特定の看護分野において熟練した看護技術と知識を有すると認められた看護師です。2016（平成28）年7月現在、全国で1万7443人の認定看護師が活動しています。

当院の認定看護師の紹介

■16分野19人の認定看護師が活躍

当院看護局では「看護の専門性を追求し患者さんに寄り添った温かな看護を提供します」という理念のもと、スペシャリストの育成を行っています。2005年に緩和ケア認定看護師が誕生し、現在では16分野19人の認定看護師が院内外で活動しています（表、写真1）。

地域で求められる病院を目指し、周辺施設の医療従事者や住民を対象に研修を開催しています。当院看護師の研修では、新人から卒後4年目までの経年研修の講師として、また2年目以上を対象とした看護実践専門分野共通教育研修、5年目以上を対象としたキャリアアップ研修の担当者として各専門分野の認定看護師が活躍しており、受講者は高度な知識や技術を学ぶことができます（写真2、3）。

認定分野	人数
緩和ケア	1人
がん化学療法看護	2人
がん性疼痛看護	1人
がん放射線療法看護	1人
乳がん看護	1人
救急看護	1人
集中ケア	1人
皮膚・排泄ケア	2人
糖尿病看護	1人
慢性心不全看護	1人
摂食・嚥下障害看護	1人
不妊症看護	1人
新生児集中ケア	1人
感染管理	2人
手術看護	1人
認知症看護	1人

2016年7月現在

表　当院の認定看護師の内訳

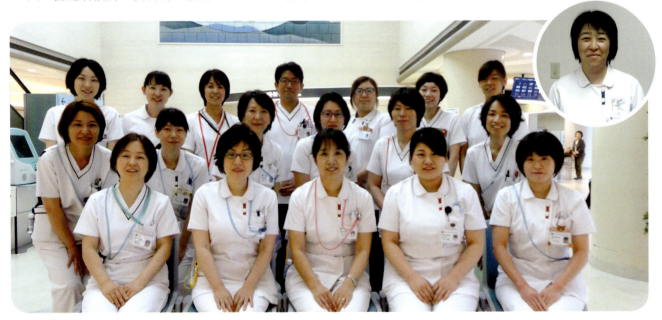

写真1　認定看護師

多職種連携で高度専門的な医療を安全に提供

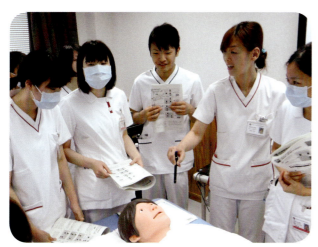

写真2　新人教育（集中ケア認定看護師）

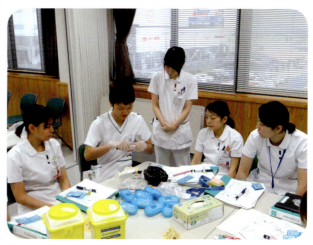

写真3　新人教育（糖尿病看護認定看護師）

県内第1号！
慢性心不全看護認定看護師 錦織慶子

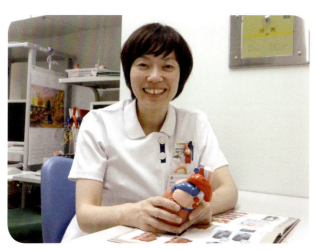

写真4　錦織慢性心不全看護認定看護師

【慢性心不全看護認定看護師の活動】

　国内の心不全患者さんは人口の高齢化とともに増加し、2025年には300万人に達するといわれています。当院に心不全で入院する患者さんの平均年齢は、2009年には76.0歳でしたが2014年は78.7歳と高齢化しています。2009年は約200人の患者さんが心不全で入院しましたが、2014年は約250人と増加しています。

　高齢者は、病気が改善しても活動能力が低下し、生活に障害を残すことが多く、心不全悪化を予防するためには、病気だけではなく生活の管理も重要となります。しかし、心不全悪化による再入院率は高く、退院後6か月以内で17％、1年後は26％といわれ、心不全悪化予防は簡単ではありません。当院における1年以内の再入院率は15％前後で、高齢化が進むにつれ増加が危惧されます。

　再入院の誘因としては塩分・水分制限の不徹底が最も多く、過労や薬の飲み忘れ、精神的ストレスなどの予防可能な因子が上位を占め、不整脈や高血圧などのような医学的要因より多いことが明らかになっています。つまり、心不全増悪予防には自己管理が重要で、患者さんが療養管理の理解を深め、医療資源や社会資源を活用しながら自己管理能力を向上していく必要があります。

　私は2012年に1期生として慢性心不全看護認定看護師の資格を取得し、循環器科病棟を中心に活動しています。個々の患者さんの生活背景や価値観を尊重した生活指導や心不全悪化を予防した生活が送られるような環境の調整を行っています。また、心不全患者さんをケアしている看護師の指導や相談にも応じています。医師や薬剤師、管理栄養士などとも協働し、患者さんが自己管理できるように支援しています。入院日数の短縮化が進む現状では、不安や悩みを抱えたまま退院を迎える患者さんは少なくありません。退院後の療養生活を支援するために、外来看護師と連携し、患者さんの受診日に合わせた面談も行っています。

　今後は、地域で暮らす心不全患者さんも継続して支援していけるように在宅医療を支える医師や訪問看護師、ケアマネジャーなどとも連携を図っていきたいと考えています。

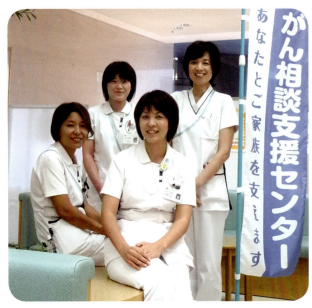

写真5 がん看護領域の認定看護師

認定看護師間の連携

■連携① がん看護領域

がん看護領域の認定分野は、緩和ケア、がん化学療法看護、がん放射線療法看護、がん性疼痛看護、乳がん看護の5分野があります。

当院では、5分野6人が、外来、外来化学療法室、放射線治療室、病棟、緩和ケアチームに所属しています（写真5）。

がん治療は、手術療法や放射線療法、化学療法による複雑な治療が増えてきています。患者さんや家族はさまざまな不安やつらさを抱えており、専門的な看護が必要となります。そのため、個々のがん看護領域の認定看護師は、医師、外来・病棟看護師と情報を共有しながら、病状説明への同席、治療中の副作用対策、心理的サポート、療養生活支援などを行っています。

そして、患者さんがより安全に、より安心して、より安楽に生活を継続していけるように、がん看護領域の認定看護師間で情報共有しながら看護ケアを検討しています。

今後も、がん看護領域の認定看護師全員で、連携を密に取りながら、患者さんと家族のQOL（生活の質）向上に向けて一緒に考えていきたいと思います。

■連携② 患者さんを多領域から支援

認定看護師は、病院内のさまざまな職種から、専門分野について相談を受けています。患者さんそれぞれに合ったより良い看護を提供するため、1人の患者さんに対して複数の認定看護師が連携してかかわることが多くなってきました。

緩和ケア認定看護師に、病棟看護師から息が苦しくて動けない患者さんの看護について相談がありました。緩和ケア認定看護師は、患者さんの息が苦しいことについては集中ケア認定看護師に相談し、また、息が苦しくて動けないことにより床ずれができる可能性については、皮膚・排泄ケア認定看護師に相談しました。

これらの3人の認定看護師は、それぞれの専門分野の知識・技術を持ち寄り、患者さんにとってより良い看護の方法を一緒に考えました。認定看護師には患者さん、家族の身体的・心理的・社会的・スピリチュアルな状況を包括的に理解し、専門性の高い看護実践が求められています。日々このようにして、認定看護師同士が連携をとり、患者さんの療養生活を支えています。

お役立ち情報コラム

認定看護師になるには

認定看護師になるには、①日本国の看護師免許を有する②看護師免許取得後、実務研修が通算5年以上ある③認定看護師教育課程を修了（6か月、615時間以上）する④認定審査（筆記試験）に合格する——ことが必要になります。認定看護師の資格は5年ごとに更新が必要です。更新では、看護実践と自己研さんの実績について書類審査を受けます。

多職種連携で高度専門的な医療を安全に提供

看護局の人材育成の考え方と教育体制

看護局新人教育担当看護部長
伊藤 洋子（いとうようこ）

看護局長
池田 康枝（いけだやすえ）

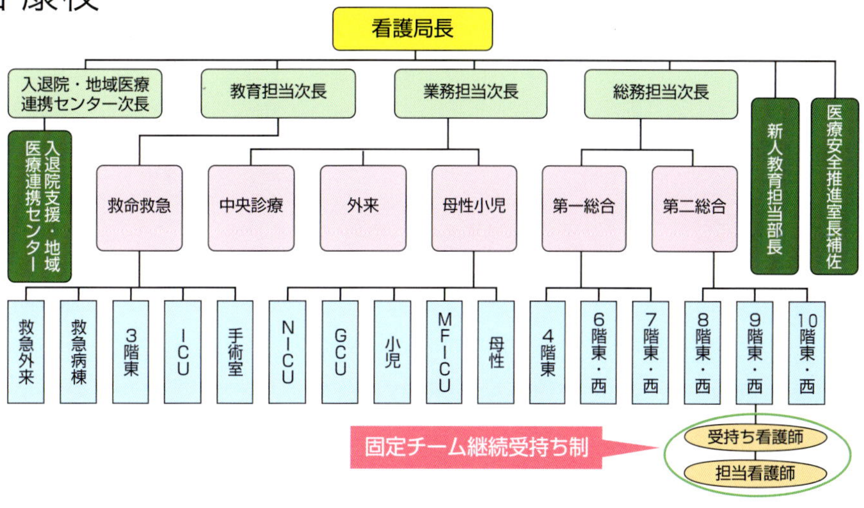

　当院は、高度で専門的な医療を担う島根県の基幹病院として、救命救急医療や総合周産期母子医療、がん医療などの充実を図っています。看護局は、働きがいと働きやすさを考えながら自身の能力を最大限に発揮できるように新人教育担当看護部長や教育担当看護師長を専従で配置し、キャリアアップを支援しています。豊かな人間性や科学的根拠に基づいた知識と技術を追求し、患者さんに寄り添った温かな看護を提供します。

　16分野19人の認定看護師やDMAT（災害医療チーム）、フライトナースなどが院内外で活躍し、たくさんのスペシャリストから高度な看護を学んでいます。県民の最後の砦であることに誇りを持ち、地域の皆さんに信頼される病院を目指しています（図1）。

図1　看護局組織図

人材育成

1. 教育理念（図2）
　看護職員として自信と誇りを持ち、ケアリングを基盤に、互いの人間的成長を育みながら生涯発達し続ける看護職員を育成します。

2. 教育の目的
　当院の医療方針にのっとり、病院看護業務が実践できる専門的知識および技術を有し、併せて社会の変化に対応できる質の高い看護職員を育成します。

3. 人材育成（キャリア開発）の考え方
　看護職員は、社会のニーズや個人の能力およびライフサイクルに応じて、組織目標を踏まえた上でキャリアをデザインし、自己の責任でその目標達成に必要な能力の向上に取り組みます。看護局は、その個人の取り組みを支援します。

現任教育

1. クリニカルラダーシステム
　当院のクリニカルラダー[※1]を用い、看護職員の実践能力段階を一定の基準・手順に沿って評価し、その結果をもとに人材育成を行っています。中途採用者や部署異動者のクリニカルラダーレベルを明確にすることにより、経験年数や経験部署別にかかわらず全てのレベルに応じて段階的にキャリアアップを支援できる体制を整えています。

　2013（平成25）年度から看護局長が任命した実地指導者[※2]による臨床現場での実践と評価も定着し、着実に効果を上げています。各部署のスタッフ全員が新人看護職員を見守り、精神面も含めた幾重ものサポート体制が根付いた風土となってきました。

2. 卒後1年目（新人）研修
　新人看護職員が基礎教育で学んだことを土台に、臨床実践能力を高めることを目指しています。医療チー

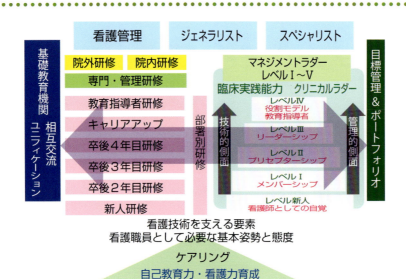

図2　看護局キャリア開発ラダーシステム

ムの中で複数の患者さんを受け持ち、多重課題を抱えながら、看護を適切かつ安全に提供するための臨床実践能力を強化していきます。基本的知識技術の習得と安全で確実な看護ケアができるとともに、急性期病院の看護職員としてAコース研修（救命救急部門）およびCコース研修（中央診療部門）で救命救急領域の看護を学ぶプログラムとOJT・Off-JT[※3]を組み合わせた教育体制としています。専門職業人として成長するために、新人看護職員研修で修得したことを基盤に生涯にわたって自己研鑽することを目指します。

3. 卒後2年目研修

チームメンバーとしての役割を果たし、受け持ち看護師として実践できるよう育成します。専門領域の看護が継続的に実践できるように看護過程の展開と必要な看護基本技術を確実に実施することができることを目指します。

4. 卒後3年目研修（プリセプター研修）

技術的な向上を図りながら、自己の看護観を深め、役割モデルとしての基礎を築いていくことが期待されます。新人看護職員のリアリティショック[※4]が緩和され、早く職場に適応できるよう看護技術の指導や評価を行いながら、話しやすい雰囲気づくりや関わりを通してのサポート支援を行ないます。プリセプター[※5]としての関わりを学び、また組織におけるリーダーシップの役割を認識することで、実践的な指導能力の育成を目指します。

5. 卒後4年目研修（リーダーシップ研修）

リーダーに期待される役割・機能を理解し、リーダーシップがとれる人材を育成します。看護研究に取り組むことで、日々行われている業務が本当に役に立っているのか？という疑問に挑戦し、自分の研究が看護実践の科学的根拠につながるということを実感することで看護師になりたいと思った基本や本質を思い出すことができます。

6. 部署別研修

各部署における専門領域の医療および看護について、知識・技術・態度を習得できるように互いの成長を認め合いながら、各部署が質の高い看護を担保し、維持できることを目指します。

7. コース別キャリアアップ研修

県の基幹病院として急性期、高度・特殊医療を推進し、入院日数の短縮化、病診・病病連携が図られるなかで、看護の果たす役割は重要です。多様な患者ニーズに対応でき、中央病院看護実務者として、専門領域における質の高い看護サービスが提供できるよう中堅看護師のキャリアアップを図ることを目的としています。

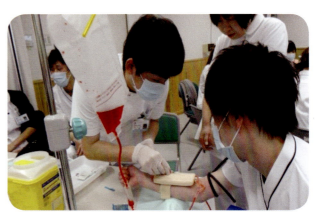

写真　看護教育

多職種連携で高度専門的な医療を安全に提供

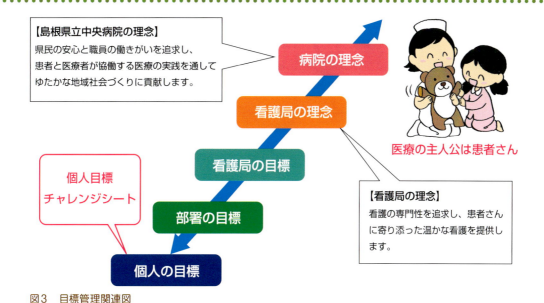

図3　目標管理関連図

　2015年度は9つのコース別の研修を開講しました。研修は、各領域の認定看護師や医療安全管理者などが担当し、受講生には所定のプログラムを修了し、修了試験に合格すると修了認定証を発行しています。その学びは日々の看護実践において生かすことができ、看護の質の向上につながっていきます。

　研修は医療機関全体で取り組むという考え方に基づき、医師や薬剤師、臨床工学技士などと協働したより専門的な知識や技術を学ぶ機会を複数回設け、効果的で効率的な研修を企画しています。

8.　その他の研修

　全体教育、対象別教育、領域別教育などの体制を整備し、院内において全ての看護職員が研修を受けることができます。また院外教育は研修会や学会開催などの情報を積極的に提供し、自己啓発支援制度を活用した研修参加を推進しています。継続的に自己研さんを積むことができ、看護職員一人ひとりが自身の描くキャリアデザインを実践するために、自律的、主体的に考えることのできる人材育成に取り組んでいます。

ワーク・ライフ・バランスのために

1.　推進体制づくり

　WLBチーム会を設置し、ワーク・ライフ・バランス実現のために看護職員自らが、検討を行いました。

2.　現状分析

　インデックス調査を行いニーズの把握とデータ収集を行い、ワークショップにより看護局で可能な対応を検討しました。

3.　WLB支援のためのアクション

　調査結果を基に、制度の周知や職員支援室の開設、多様な働き方の啓発活動を行いました。育児休暇明けの働き方ではフリーアドレスナース[※6]を設け、少しでも早く職場復帰できるように支援しています。地域を支える病院であるためには、何より質の高い安定したサービスと良質な人材の確保が必要で、働きたい看護職員が辞めないで働き続けられる環境が重要だと考えています。

目標管理

　明確な個人目標に向かって、一人ひとりが計画的に行動し成果を生み出すことができるように、ポートフォリオ[※7]の手法を取り入れ目標管理を行っています。個人の目標達成が組織の目標達成につながり、強い看護組織を形成します（図3）。

---

*1　看護職員の臨床実践に必要な能力を段階的に表し、レベル新人、レベルⅠ～Ⅳまで各段階において期待される能力を示し、到達度によって看護職員の能力を評価するシステム。
*2　経験年数5年以上、ラダーレベルⅢ以上の看護職員。新人看護職員に対して、臨床実践に関する実地指導、評価などを行う。
*3　現場での教育（OJT）、集合教育（Off-JT）
*4　新たに職に就いた人材が、期待と現実との間に生まれるギャップに精神的な衝撃を受けること。
*5　マンツーマンで新人看護職員の心理的サポートや実地指導者と連携を図り、看護手順に沿った看護技術の助言・指導を行う。主に卒後3年目の看護職員が担う。
*6　育児休暇から復帰しやすい環境をつくるために、部署を固定せず看護局付けで他部署へ日替わりで勤務する看護職員。早期復職を促し、有効な戦力として活用し、現場の負担軽減を図る。
*7　自分の実績や能力を評価してもらうための作品集のこと。個人目標を設定し、ビジョンとゴールを記載し活用する。

患者さんに安心して薬を使用していただくために

臨床薬剤科薬剤専門員　勝部 直美（かつべ なおみ）
臨床薬剤科長　横手 克樹（よこて かつき）

薬剤師の病棟での役割

これまで病院の薬剤師は薬局の中で薬を調剤しているイメージがありましたが、近年は、病棟に出て医師や看護師とともに患者さんのベッドサイドに行く機会が増え「より患者さんに身近な薬剤師」になっています。当院でも各病棟に専任の薬剤師が常駐して、さまざまな業務を行っています。

病棟薬剤師は、患者さんや家族への服薬指導だけでなく、入院時に持参された薬（持参薬）の確認、薬の量や用法、薬同士の相互作用、検査結果や患者さんの状態、副作用などを確認しています。また、これらを元に医師への処方提案や看護師などの医療スタッフへの情報提供を行っています。そのほか、カンファレンスや回診にも参加しています。

当院は、ほかの病院や診療所から紹介で来られる患者さんが多く、持参薬は入院後の薬物治療を決定する上で重要な情報です。入院時に持参薬をお薬手帳などから確認し、分からない場合は診療所や薬局などに問い合わせをします。院内に同じ薬がない場合は、医師に代わりとなる薬を提案しています。持参薬の確認は薬剤師の重要な仕事の1つです。

薬剤師が病棟に常駐することで、患者さんの状態をすぐに把握し、副作用や相互作用がないか、薬が飲めているかなどを細かく把握して患者さんにとって適正な薬物治療が行われるよう努めています。

薬による副作用を未然に防ぐ

薬剤師は処方箋（しょほうせん）に基づいて調剤を行います。このとき処方内容に間違いや疑問点があれば、薬剤師は疑義照会（医師へ処方内容の確認）を行う義務があります。

例えば、併用するとほかの薬の効果に影響を及ぼす薬を飲んでいないか、検査値を確認して腎機能が悪い患者さん（薬が体内に残りやすい状態）に通常量の薬が出ていないか、カルテの記載や検査値から副作用を疑う症状がないか──などの確認を行っています。特に抗がん薬など投与に注意が必要な薬は、薬剤師が過去の薬の使用歴や検査値などを慎重に確認しています。

薬を使用すると、何らかの副作用が起こることがあります。薬剤師が副作用が起きることを回避したり、

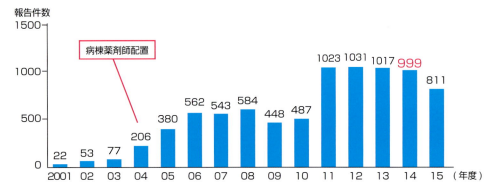

図　当院のプレアボイド報告件数の推移と2014年度都道府県別報告件数（上位10位）
薬剤師が副作用を回避したり、副作用の重篤化を未然に防いでいます

多職種連携で高度専門的な医療を安全に提供

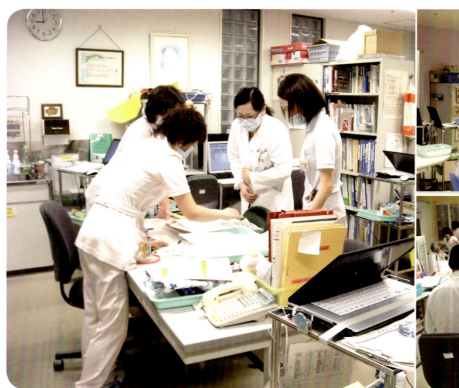
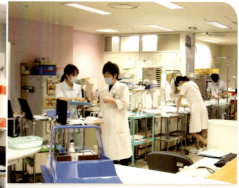
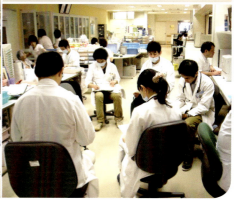

写真　チーム医療の一員としてカンファレンスや回診に参加する薬剤師

副作用が起こったとしても重篤にならないよう対処することをプレアボイドと言います。

当院では、病棟に薬剤師を配置してから、薬剤師がより患者さんの状態を把握できるようになったため、プレアボイドの件数が増えています（図）。日本病院薬剤師会がプレアボイドの集計を行っていますが、島根県は人口の少ない県でありながら全国で6番目に多く、当院は県下で最も多くプレアボイドを報告してます。患者さんの副作用を未然に防いだり、副作用が重篤にならないよう、薬剤師が注意をしています。

薬剤師は薬の良き相談相手

病棟薬剤師は、患者さんに薬の効果や副作用、薬の正しい使用方法などについて説明を行い、安心して薬を使用していただけるように努めています。特に抗がん薬による治療を受けられる患者さんには、抗がん薬への不安を減らし、安心して治療を受けていただけるよう薬剤師が丁寧に説明を行い、治療を受けられた後も副作用がないかどうかの確認をしています。

薬が飲み難い場合は粉状にしたり、ほかの薬へ変更できないか検討したりしています。また、副作用が起きた場合は、副作用を軽減できるよう医師に処方を提案することも行っていますので、薬に関して疑問やお困りの際は、気軽に病棟薬剤師に相談してください。

病棟では、患者さんからだけでなく、医師や看護師などの医療スタッフからも薬に関するさまざまな相談を受けたり、薬に関する情報提供も行ったりしています。また、専門性を生かし、NST（栄養サポートチーム）、ICT（感染対策チーム）、褥瘡（じょくそう）対策委員会、がん化学療法委員会、糖尿病療養支援委員会などに参加して薬剤師の立場から意見を述べるなど医療チームの一員として活動しています。

患者さんからも医療スタッフからも信頼される薬剤師を目指して日々研さんに努めています。

お役立ち情報コラム

お薬手帳を持ち歩きましょう

定期的に飲む薬がある方や、薬で副作用が出たことのある方は、お薬手帳に記録して常に持ち歩きましょう。「病院に行くときだけでいいんじゃないの？」と思われるかもしれませんが、いつ何時、事故や災害、急病などに見舞われるか分かりません。治療を受けるときにそれらが記録されたお薬手帳があれば、医療者がその患者さんに「使うべき薬」「使ってはいけない薬」を知る重要な手掛かりとなるのです。

安心で安全な薬物治療の提供のために
専門・認定薬剤師の育成

臨床薬剤科副科長　薬剤局次長
園山 智宏　　竹下 和男

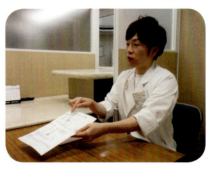

写真
がん専門薬剤師による患者さんへの説明

薬物治療の質の向上を目指す

　薬剤師は、さまざまな疾患に対する薬物治療について精通していることが求められます。このため、当院の薬剤師は、経験年数が浅いうちは基本的な薬物治療についての知識を習得することを目標として、さまざまな疾患と薬物治療について幅広く学んでいます。その後、一定の経験を積んだ薬剤師は、医師が専門の診療科を持っているのと同様に、自らが関心を持った特定の領域の薬物治療についてより深く学ぶことで、「薬の専門家の中の専門家」を目指しています。

　近年、各領域において専門薬剤師制度が創設され、専門・認定薬剤師が全国で活躍しています。代表的なものとして、がん、感染症、妊婦・授乳婦、精神科、救急医療、糖尿病、栄養などの領域で認定が行われており、2016（平成28）年4月現在、当院では「表」の専門・認定薬剤師が在籍しています。

　専門・認定薬剤師に求められるのは、単に薬に関する知識だけではなく、患者さんとのコミュニケーション能力や、医師に対して治療効果の向上や副作用回避に向けた処方提案を行うこと、教育的立場で医療スタッフの薬物治療への理解向上へ向けた研修を行うことなど、多岐にわたります。また、日々の業務の中で薬物治療に関する疑問が生じた場合、解決に向けた研究を行う能力も求められています。

　薬剤局では、専門・認定薬剤師を育成することが患者さんに対して、より安心で安全な薬物療法を提供することにつながると考え、2010年5月から日本医療薬学会指導薬剤師の認定を持った薬剤師を薬剤専門指導監として招き、日々の業務だけでなく、学術研究についても指導を受けています。また、先に専門・認定を受けた薬剤師が指導を行うことで、薬剤師全体がレベルアップし、新たに専門・認定を目指す若い薬剤師が出てくるという後進育成の流れを構築しつつあります。

　今後もこの流れを継続することで、当院における薬物治療の質の向上を目指しています。

学会・機構	専門分野
日本医療薬学会	がん専門薬剤師（3人）
日本病院薬剤師会	がん薬物療法認定薬剤師（4人）
日本病院薬剤師会	感染制御認定薬剤師（3人）
日本病院薬剤師会	精神科薬物療法認定薬剤師（2人）
日本病院薬剤師会	妊婦授乳婦薬物療法認定薬剤師（2人）
日本静脈経腸栄養学会	栄養サポートチーム専門療法士（2人）
日本化学療法学会	抗菌化学療法認定薬剤師（1人）
日本臨床救急医学会	救急認定薬剤師（1人）
日本糖尿病療養指導士認定機構	日本糖尿病療養指導士（1人）

表　当院の専門・認定薬剤師（2016年4月現在）

お役立ち情報コラム

サプリメントの安易な摂取は要注意！

　近年、各種メディアでサプリメントや健康食品の宣伝が盛んに行われていますが、何らかの薬を服用されている場合、安易に摂取を始めることには注意が必要です。

　薬との飲み合わせによっては、薬の作用を弱めてしまって期待した効果が得られなかったり、逆に作用が強く出すぎて副作用を生じたりすることもあります。

　また、薬そのものには影響しなくても、検査値に影響を及ぼすような場合もありますので、摂取を始める前に（できれば成分などが書かれた資料を準備して）薬剤師または医師へ相談しましょう。

多職種連携で高度専門的な医療を安全に提供

より良い医療を届けたい
——臨床研究・治験の推進

臨床薬剤科薬剤専門員
安食 綾子（あじき あやこ）

薬剤管理科副科長
安食 健一（あじき けんいち）

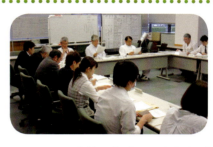

写真　臨床研究・治験審査委員会（IRB）で、研究責任者の説明を聞いている様子

臨床研究で医療の質の向上

「高度で最先端の医療は人口の多い都市部でないと受けられない」と考えている方は多いのではないでしょうか。当院は島根県の中核病院として、地方に居ながらも、都市部と同様に最先端の医療を受けるチャンスを患者さんに提供できるよう、臨床研究・治験という分野にも力を注いでいます。

「治験」とは、製薬企業が行う新しい薬をつくるための臨床試験のことを言います。これまでに薬や治療法がなかった病気や、現在ある薬、治療法ではあまり効果がなかった病気に対して、治療への道が開ける可能性があります。治験を推進することは、県民の皆さんへ新たな治療の選択肢を増やし、治療のチャンスを提供することにつながります。

また、より良い医療を提供していくためには、日頃から行っている医療が安全で効果的な治療かどうかを検証していくことが重要です。そのために行われるのが「臨床研究」です。全国各地の病院がグループを組んで、治療方法などを検証していく多施設共同研究などが行われ、当院も実施しています。それによって、医師の個人的な経験や勘に頼るのではなく、根拠のある治療方法として統一化され、医療の質の向上につながります。

臨床研究・治験推進チームの立ち上げ

当院では、臨床研究・治験の窓口として2010（平成22）年4月から「臨床研究・治験推進チーム」を設置しました。この組織は、医師、薬剤師、看護師、臨床検査技師、診療放射線技師などの多職種で構成しています。事前に作成する実施計画などについて、責任者に対し助言や指導を行っています。また実施中の研究に対しては、患者さんに大きな問題が起きなかったか、適切に運用されているかなどを確認しています。

審査委員会には一般の立場の方も参加

これらの治療を当院において実施してよいか審査する組織が、臨床研究・治験審査委員会（IRB）です。審査メンバーは、医療関係者以外に、人文・社会科学の有識者、一般の立場の方からなり、男女両性を含んでいます。いろいろな視点から意見を出し合い、科学的、倫理的に問題がないか審査を行っています（写真）。

臨床研究・治験は、研究と治療という2つの顔をもっています。患者さんへの利益を最大限になるよう常に考慮しながら、新しい医療、より有効な医療を推進していきたいと考えています。

お役立ち情報コラム

処方箋の期限にご注意を！

病院でもらう処方箋（しょほうせん）の期限は、通常4日以内となっています。処方箋が発行された日を含めて4日間になります。

例えば金曜に処方箋が発行された場合は、月曜までになります。4日以上過ぎると、患者さんの症状が変わっているおそれがあり、症状と薬が合致しなくなる、という理由で期限が設けられています。

土日・祝日も関係なく4日以内となるので、連休がある場合は特に注意が必要です。万が一、期限が過ぎてしまった場合は、処方元の病院や保険薬局へ相談してください。

お役立ち情報コラム

ジェネリック医薬品（後発医薬品）について

　ジェネリック医薬品とは先発医薬品の特許が切れた後、国の承認を得て製造される薬です。先発医薬品と同じ有効成分が含まれていますが、開発費を削減できるために価格が安いことが特徴で、薬にかかる費用や医療費の削減につながります。

　また、ジェネリック医薬品の中には先発医薬品と比べ、苦みが抑えられているもの、飲みやすい形にしてあるものなど工夫された薬もあります。

薬の用法について

　病院で出される薬は用法が決められています。用法とは薬を飲むタイミングのことです。例えば「食前」は食事の30分前、「食後」は食事が終わって30分以内が目安です。また「食間」は食事の最中のことではなく、食事と食事の間（食事の約2時間後）になります。

　正しく薬を飲むことで、薬の正しい効果を得ることができるため、用法を理解し守ることが大切です。

薬は水かぬるま湯で飲みましょう

　「水以外で薬を飲んでいいですか？」とよく聞かれますが、薬の中には水以外のものと飲み合わせが悪いものがあります。例えば、グレープフルーツジュースによって効果が強く出てしまう薬があります。ほかには、牛乳で飲むと牛乳中のカルシウムと薬の成分が結合し、体に吸収されにくくなる薬もあります。

　このように薬の効果に影響を与えることがあるため、薬は水かぬるま湯で飲みましょう。

湿布薬を正しく使いましょう

　湿布薬は簡単に使用できる薬ですが、正しく使用しないと思わぬ副作用が出ることがあります。傷口や湿疹・発疹などがある部位に使うとそれらが悪化したり、目の周りでは強い刺激を感じたりすることがあります。

　また、薬によっては日光（紫外線）と反応してアレルギー症状が出ることがあるため、湿布薬に直接日光が当たらないようにする必要があります。

多職種連携で高度専門的な医療を安全に提供

高い精度と確かな技術のプロ集団
血液や尿から病変を探る！検体検査

検査技術科長
糸賀 真理
（いとが まり）

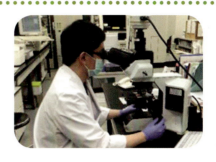

写真　血液細胞を鏡検中の技師

検体検査とは？

患者さんから得られた血液や尿などの材料を科学的な方法で調べて、身体内部の内臓などの状態を把握します。例えば、お酒の飲み過ぎの人に、体のだるさや食欲不振、吐き気などの症状がある場合は肝臓の病気を疑い血液検査を行います。お酒の飲み過ぎで肝臓に炎症が起きていると、肝臓の細胞に含まれる AST や ALT という酵素が血液に漏れ出して検査のデータが「異常値」となります。

このように、臨床検査は科学的な分析により、病気の診断、病気の進行や治癒の程度を判断する上で、大変重要な情報を提供します。

1. 迅速かつ正確な検査結果報告

検体検査室では、最新かつ高性能な検査機器を使って、熟練した検査スタッフが、診療前検査や病棟早朝採血に対応することにより、生化学検査※では検体到着から平均 26 分で検査結果を報告しています（図）。また、検査データの精度向上にも日頃から取り組んでおり、日本臨床衛生検査技師会 精度保証認証施設の認証を得ています。

※生化学検査：血液中のたんぱく質や脂肪などを化学的に分析する検査で病気の診断、治療の判定などに利用します。

2. 高い専門性とチーム医療への貢献

検体検査室では国家資格をも持った臨床検査技師が検査を行っています（写真）。技師は専門性を高めるため、各種の技能試験にチャレンジしており、ほとんどの技師が緊急検査士や認定血液検査技師などの専門資格を有しています。

また、栄養サポートチームでは検査値から栄養状態

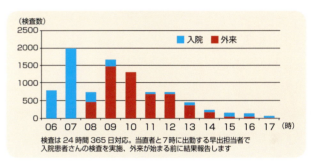

検査は 24 時間 365 日対応。当直者と 7 時に出勤する早出担当者で入院患者さんの検査を実施、外来が始まる前に結果報告します

図　生化学検査実施状況（1年間の集計結果より）

が悪い患者さんを調べて情報を提供したり、感染制御チームでは感染症の動向を報告したりするなど、検査の専門家としてチーム医療に貢献しています。

お役立ち情報コラム

血液検査で分かること──鉄欠乏性貧血

貧血とは、赤血球に含まれる赤い色素であるヘモグロビンが不足した状態を言います。赤血球は酸素の運び屋で、赤血球中のヘモグロビンが酸素の運搬に携わっています。貧血では、このヘモグロビンが不足するため、酸素が体の各所で減少し、酸素欠乏になってしまいます。

ヘモグロビンを作るには鉄が必要ですが、鉄が不足して起こる貧血を鉄欠乏性貧血と言い、貧血の中では頻度（ひんど）が高く女性に多い病気です。

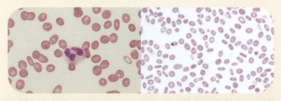

正常な赤血球
（真ん中の細胞は白血球）

鉄欠乏性貧血の患者さんの赤血球（ヘモグロビンが不足し小型で薄い赤血球）

患者さんに寄り添った生理検査

医療技術局次長
石岡 秀子
いしおか ひでこ

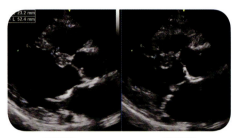

写真2
心臓超音波
左室長軸像

拡張期　　　　収縮期

生理検査部門の役割とは？

　生理検査部門では、臨床検査技師と視能訓練士が各々の専門分野を担い、心電図検査、動脈硬化を調べる検査、心臓・腹部・乳腺・甲状腺・血管などの各種超音波検査、脳波・筋電図検査、呼吸機能検査、聴力やめまいの検査など数多くの検査を行っています。また、視力検査をはじめとするさまざまな視機能の検査や視能訓練も行っています。

　心臓超音波検査は心臓の大きさや動き、弁の逆流などを非侵襲的に観察します（写真1、2）。新生児から大人まで、そのほとんどを臨床検査技師が行い、心臓疾患の診断、治療方針の決定や治療後の経過観察に役立っています。乳腺超音波検査では、乳房内にしこりなどの病変がないかなどを調べますが、検査件数はこの10年間で4倍以上に増加しています。

　臨床検査技師は検査室内だけでなく、病棟での睡眠時無呼吸症候群の検査や手術室での術中モニタリング検査（主に脳神経外科手術）にもかかわっています。手術によって麻痺（まひ）などの後遺症が起きないよう術中に脳波・筋電図を記録し、波形変化を観察します。時間外の緊急手術にも24時間体制で対応しています。

　生理検査は脳死下臓器提供における法的脳死判定の際も重要な役割を担います。より厳密な検査精度が要求されるため、定期的にシミュレーションを行い、常に迅速・正確に対応できるよう努めています。

　生理検査部門は主に女性技師で構成されており、細やかな対応で、患者さんに安心して検査を受けていただけるよう心掛けています。

　また、学会認定資格を取得した認定心電検査技師や超音波検査士が在籍し、日々専門的な知識や技術の向上に努め、迅速で精度の高い検査を行い、良質な医療を提供しています。

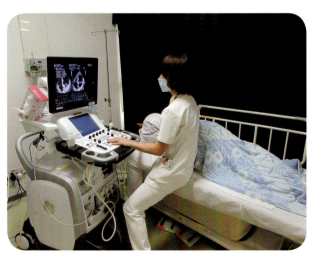

写真1　心臓超音波検査。体表面に超音波を当て、跳ね返ってくる音波を利用して心臓を描出し、大きさや動き、血行動態などを観察します

お役立ち情報コラム

腹部超音波検査は、なぜ絶食しないといけないの？

　食べた物が映るから！ではありません。食事を摂ることで、胆嚢（たんのう）にためていた胆汁が排出されるため、胆嚢がしぼんでしまい、その中の結石、ポリープ、腫瘍（しゅよう）や壁の不整などが分かりにくくなります。また、胃の中に食べ物や空気が入るため、その背側にある膵臓（すいぞう）や周囲の臓器が見えにくくなります。腸の動きも活発になり、観察の障害になることがあります。

　飲み物はどうかというと、水やお茶は飲んでも大丈夫です。しかし、ジュースや牛乳は糖分や脂肪分を含んでおり、その消化のために胆汁が排泄（はいせつ）され、胆嚢がしぼんでしまうので飲まないようにしましょう。

多職種連携で高度専門的な医療を安全に提供

安全な輸血療法を目指して

検査技術科副科長
領家 敬子
（りょうけ けいこ）

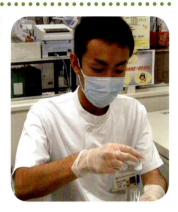

写真　血液の入った試験管に薬品を入れ、反応を検査します

輸血血液管理室の役割とは？

輸血療法は、適正な実施のもとでは極めて有効性が高いことから、医療の現場では広く行われています。近年、さまざまな安全対策の向上で、輸血用血液の安全性は非常に高くなってきました。しかし、輸血による副作用や合併症をなくすことができないのが現実です。

このようなことから輸血療法のより一層の安全対策の向上および適正使用の推進を図るため、輸血血液管理室では臨床検査技師が24時間、日・当直体制を組んで輸血関連検査と輸血用血液製剤の管理などの業務を行っています。

当院は高度急性期の医療を担っており、これらは輸血療法とも大きく関連しています。年間の輸血実施者数は約700人で、輸血用血液製剤の使用状況は、「図」に示すとおりです。常に安全で安心してできる輸血療法を意識しながら業務に取り組んでいます。

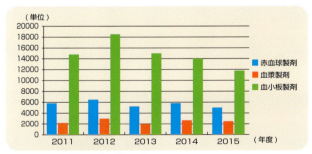

図　輸血用血液製剤別使用量

1. 安全な輸血を支える検査

輸血関連検査として、血液型の確定（ABO血液型、RhD血液型）、患者さんに輸血副作用を起こす抗体がないか（不規則抗体検査）、患者さんと血液製剤が適合するか（交差適合検査）、母親と胎児との血液型違いによる不都合が起きていないか（不適合妊娠時の検査）など、これらは安全な輸血を行うために大切な検査であり、適確な判断が必要です。このため臨床検査技師の技術や知識が重要かつその責任は重いものと心得ています。

2. 安全な輸血を支える仕組みとシステム

安全な輸血のために、電子カルテや輸血管理システムを利用してさまざまな対策をしています。例えば①血液型が登録されなければ輸血の依頼ができない②交差適合試験は必ず血液型検査用と別のタイミングで採血されたもので確認をする③病棟では電子機器を利用して確認を実施する——など輸血に際して血液型の間違いが起こらないよう、二重三重の対策を取っています。

3. 高度専門職としての認定輸血検査技師

日本輸血・細胞治療学会が認定する資格に認定輸血検査技師があり、輸血療法に関する幅広い知識と、正確で迅速な検査技術が求められ、試験は膨大な筆記試験と実技試験からなり、その合格率は例年25％程度と難関です。厳しい合格率が示すとおり、輸血療法において臨床検査技師に求められるレベルと責任は高いといえます。

そんな難関を突破した技師が当院には現在1人います。このことは当院の輸血検査も全国に通じるレベルであることの証しです。また、診療側にも適切な助言ができる頼れる臨床検査技師となるよう、順次、認定技師の取得に取り組んでいます。

機器情報の見える化に向けて
医療機器管理システム「匠」導入

臨床工学科長
藤井 義久

臨床工学技士とは？

臨床工学技士は、医師の指示の下で透析装置や人工呼吸器などの生命維持管理装置の操作や医療機器の保守点検を行います。この資格は、医療機器の進歩に伴い、医学と工学の知識を持ち合わせた専門職が必要となり誕生しました。

当院では、血液浄化部門、心臓カテーテル検査室、手術室、集中治療室など多くの部署で働いています。また、緊急な治療を必要とする患者さんや医療機器のトラブルに対応するため365日24時間院内に常駐しています。

医療機器管理システム「匠」導入

医療機器は多様化、高度化しており、現代の医療では必要不可欠です。MEセンターでは、病院にある全ての医療機器の購入から廃棄までの情報を管理しています。

2007（平成19）年、情報の一元化を目指し医療機器管理システム「匠」（以下「匠」）を導入しました（写真1）。現在、約3500台の医療機器を管理しています。

1.「匠」導入前の問題点
①医療機器に関する台帳が複数あり、情報の把握が困難でした。
②購入、修理などの各手続きは紙で行われ、その窓口も異なり非効率でした。
③医療機器個体の把握が困難でした。

以上のことから、「医療機器管理の見える化」を図るために「匠」の導入を目指しました。

2.「匠」導入（見える化）効果
①医療機器の申請窓口と台帳の一本化
　オンライン化により、事務部門まで書類を提出せずに電子申請が可能となりました。
②電子カルテのネットワークを利用
　全スタッフがいつでも、どこでも情報を把握できるようになりました。
③医療現場へのサービス向上
　機器の所在および使用頻度の把握により効率的な機器運用が可能となりました。
④MEセンタースタッフのモチベーションアップ
　スタッフが実施した修理・点検の実績が把握でき、達成感と使命感が強くなりました。
　（2015年度の当院における医療機器修理件数は1135件でした。MEセンタースタッフが対応した修理件数は534件〈約47％〉）。
⑤効果的な資産投入
　使用年数、履歴などから最適な更新（購入）時期を確認でき、計画的な資産運用が可能になりました。
⑥迅速な情報発信
　厚生労働省やMEセンターからの「医療機器情報」を記載し、スピーディーに院内スタッフへ周知しています。

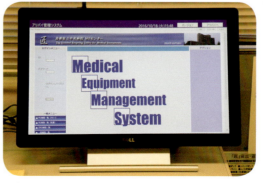
写真1　医療機器管理システム「匠」

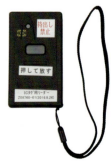
タグリーダー

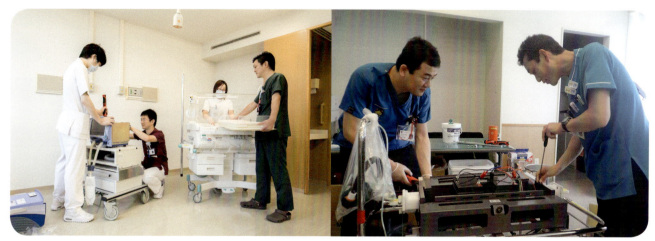

写真2　点検・修理対応中

⑦危機回避能力の向上

　「匠」の情報を活用することで、予測対応（次の一手を準備する）が可能となり、危機感を持って業務に取り組むことができるようになりました。

ICタグを利用した管理と実際

　「匠」では、院内の医療機器を把握するためにICタグ（ICカード）を貼付しています（写真1）。
①院内全ての医療機器にME番号を登録しています。
②ICタグには、各医療機器の情報が入力されています。

1．購入
　医療機器の購入時には、単に診療科の有用性を重視せず、全体的な効果・安全性・経済性に考慮した、医療機器の導入に役立てています。

2．点検・保守
　医療機器の安全性と信頼性を確保するため、計画的な点検および保守を実践しています。

3．修理
　修理原因を把握し、院内での修理対応を増やすことで、医療機器のダウンタイム（稼働できない時間）の短縮を目指します。

今後について

　「匠」は、2016年に導入から10年という節目を迎え、当院には欠かせない「武器」となりました。将来的なビジョン（中期的・長期的戦略）に追従し、先行するため、「匠」をさらに活用し、効果的な医療機器整備計画を目指します。

　そのためにも、全職員が情報共有する（見える化）仕組みづくりの強化を継続する必要があります。今後も、医療機器を有効かつ効果的に提供することで、地域医療の貢献に努めてまいります。

※「匠」は、Tag Assisted Keeping Utility for Medical Instruments の頭文字を採り命名しました。
意訳：ICタグ利用下の医療用具効率的保守システム

お役立ち情報コラム

電子血圧計で正確に測定するポイントを知っていますか？

①測定部所に注意
　腕の位置を心臓と同じ高さにしてください。
　（腕を上げると低めに、下げると高めに測定されます）
　外出先で血圧測定が必要な方には携帯に便利な手首式を利用してください。
②測定時間や環境に注意
　毎日同じ条件にしましょう。
③測定方法に注意
　★「コロトコフ法」
　高感度マイクで血管音を聴いて血圧を測定します。
　ポイント：マイクを使用しているので静かな環境で測定してください。
　★「オシロメトリック法」
　血液の波動の変化（腕帯内の空気圧変動）を測定します。
　ポイント：血圧測定中は、体を動かさず安静にしてください。

早期リハビリテーションについて

リハビリテーション技術科長
祝部 俊成（ほうり としなり）

リハビリテーション技術科認定（呼吸）理学療法士
藤丘 政明（ふじおか まさあき）

早期リハビリテーションって何？

皆さんは、入院直後の生活とはどういうものを思い浮かべますか？

多くの方は、「点滴をつけて、ベッドの上で安静にしている」というようなイメージではないでしょうか。

以前は、病気療養には安静第一で、ベッドに寝て治療に専念するのが一般的でした。しかしそのような状況が続くと高齢の患者さんの中には、病気は治ったものの、以前のように動けなくなってしまい、自宅に帰っても不自由な思いをされる方も少なくありませんでした。

1週間、ベッドの上で安静にしていると全身の筋肉量が約20％落ちるという報告もあり、最近では、安全性を確認し、入院後の早い段階から動き始めた方が、退院後の生活状態や病気からの回復や改善にとても有効であることが明らかになってきています。

当院では、集中治療室での治療が必要な症状の重い患者さんや手術直後の患者さんに対しても、早期からのリハビリテーション（以下、リハビリ）を行っています。

具体的には、手術後や入院翌日からリハビリの療法士が、ベッド上で手足の運動を始めます。全身の状態が安定してくれば、座る練習や立つ練習、車いすに乗る練習など、寝ている時間を減らすための練習をできるだけ早い段階から行います。

その後、病室や病棟内を歩く練習を重ね、病気になる前の体の状態にできるだけ近づけるよう、退院や回復期リハビリ病院への転院までリハビリを行っていきます。

病気の治療と並行してリハビリを行うため、人工呼吸器や酸素吸入器がついた状態でも歩く練習を行うことがあります。

そのため「もうリハビリですか？」と戸惑う患者さんや家族の方もおられますが、私たち療法士が体の状態を十分チェックし、担当医師や看護師と協働して、安全に実施していますので安心してください。

当院リハビリテーション技術科の体制

当科には、起きる、立つ、歩くといった動作の改善を図る理学療法士が11人と、着替えやトイレ、入浴などの日常生活動作の改善を図る作業療法士が5人、食べ物の飲み込みや言語機能の改善を図る言語聴覚士3人が、患者さんに対してリハビリを実施しています。

また、当院の特徴として、呼吸や人工呼吸器に関する知識と技術を習得した呼吸療法認定士資格取得者が4人と、呼吸器に対する専門的な知識を持ち、良質な医療サービスを提供する臨床能力を備えた認定理学療

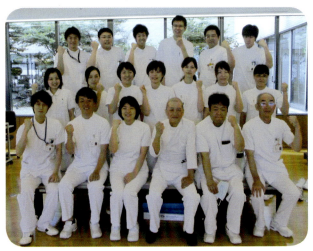

写真1　リハビリテーション技術科のスタッフ

多職種連携で高度専門的な医療を安全に提供

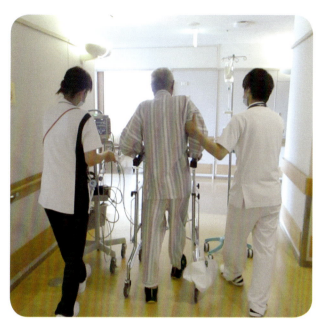

写真2　心電図モニター装着中の患者さんの歩行練習を、看護師とともに行う理学療法士

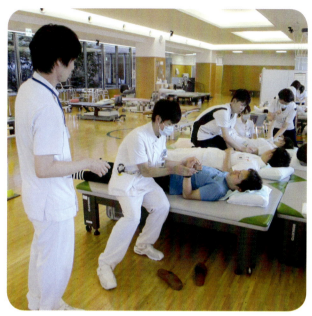

写真3　看護師を対象とした勉強会。手足の動かし方について実技の練習中

法士資格取得者が2人在籍しています。それぞれ、肺炎や呼吸不全などの呼吸器疾患治療やリハビリに関する知識を習得したスペシャリストであり、専門的な医療サービスを提供できるような体制を整えています（写真1、2）。

院内のリハビリ力向上を目指し、他職種と共に勉強会を実施

私たち療法士が、1人の患者さんにリハビリを実施できる時間は、1日のうち限られた時間です。そのため、リハビリ以外の時間をいかに過ごしていただくかが回復にとても大切です。

そこで、私たちは「リハビリ療法のノウハウを他職種にも寄与し、病院全体のリハビリ技術の向上を目指す」という目標の下、病棟での生活がより活動的になるよう、病棟の看護師や看護助手を対象に勉強会を行っています（写真3）。

具体的には、ICUの看護師を対象とした「手足の運動方法について」や、呼吸器病棟の看護師を対象とした「術後のリハビリ方法について」、新人看護師や看護助手を対象とした「ベッドから車いすへの乗り移る際の介助方法」などをテーマに実施しています。

当院は、救急病院という特性上、治療に必要な時間が多くなり、体力の低下や歩行障害など後遺症が生じやすい状態になりがちです。

看護師をはじめとする他職種と連携して早期からリハビリを行うことで、二次的に発生する筋力の低下や関節が硬くなるなどの症状の発生を予防し、早期の回復を目指しています。

今後も、職員一人ひとりの技術の向上に努めるとともに、他職種との連携を整備し、患者さんの早期回復に努めていきます。

お役立ち情報コラム

筋力と日常生活の関係

膝を伸ばす役割の大腿四頭筋（太もも）の筋力が、体重の60％を下回ると日常生活で膝痛などの問題が起きます。40％以下では歩行に杖などが必要となってきます。

簡易な筋力の測定方法とし40cmの台に座り両脚で立ち上がれれば体重の30％、20cmの台から可能であれば45％、片脚で40cmの台から立ち上がれれば60％の筋力があるといわれています。いつまでも元気で生活できるように、ウォーキングや筋トレを行い、60％の筋力を維持していきましょう。

食事は楽しい治療
治療効果を上げる栄養管理

栄養管理科長
田中 淳子
たなか あつこ

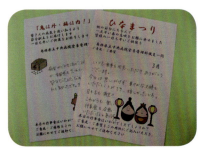

写真1
3月行事食のカード

おいしく安全な食事を提供

　入院中の食事は医療の一環として提供しています。栄養管理科では、患者さんの病状に応じて必要な栄養量の提供を行い「食事は楽しい治療」と考え、満足して召し上がっていただけることを目指しています。

　食事は、医師の指示に基づいて、特別な制限のない一般食と治療に必要なことを考慮した（制限を加えた）特別食があります。

　一般食は、軟らかく調整した食事から普通の硬さの食事までいろいろな種類があります。病院食といえば、薄味でおいしくないイメージを持たれる方が多いと思います。厚生労働省では、食塩の目標量を男性は1日8g未満、女性は7g未満としています。当院ではこれを基準に、1日8gとしています。最近の塩分摂取量の平均は10g程度ですから、それと比較するとやはり薄味ですが、生活習慣病の予防という観点で8gは、減塩ではなく適塩といえます。入院中だけでなく退院してからも食事の手本となるように、こういう食事を心掛けてほしいという意味を込めて提供しています。

　入院中は、病状や治療のために極度の食欲不振になられることも少なくありません。そういった患者さんに対して、一口からでも食べていただけるように管理栄養士が病室を訪問して話を伺い、個別の対応もしています。

　特別食は治療効果を上げるために、管理栄養士が患者さんに食事内容について十分な説明をし、食べていただくことが大切です。食事療法が必要とされる患者さんには、個別の栄養指導を実施しています。

　献立は、季節ごとの3週間のサイクルメニューです。

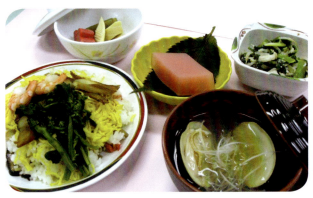

写真2　3月行事食「ひな祭り」

常食、産後食、小中学生の患者さんを対象に週3回昼食・夕食は選択メニューがあります。さらに毎月1回、季節の行事に合わせた食事にメッセージカードを添えて提供しています（写真1、2）。地元食材を使った献立や、手作りのデザートが好評です。メッセージカードには、患者さんからの感謝の言葉をたくさんいただいています。これらの言葉を励みに、おいしく安全な食提供を行い、患者さんの1日も早い回復を支援できる楽しい食事の提供に努めています。

お役立ち情報コラム

「そば」は低カロリーで栄養満点

　出雲地域で広く食べられている郷土料理のそばの栄養について注目してみました。

　そばは、ご飯やうどんと比べて、良質なたんぱく質を豊富に含んでいます。さらに、疲労回復ビタミンと呼ばれるビタミンB1、成長・発育を促すビタミンB2が含まれます。夏バテなどで食欲のない時期にはお勧めです。当院の食欲不振の患者さん用のメニューにも登場します。野菜料理や果物をプラスして食べるとさらにバランスが良くなります。

多職種連携で高度専門的な医療を安全に提供

栄養管理は治療の基礎

地域医療科医長・栄養サポートチームリーダー
筑後 一徳（ちくご かずのり）

基礎固めに一役を担う栄養サポートチーム

病気の治療において同時に適切な栄養管理を行うことに異論のある方は皆無ではないでしょうか。けがを治すにも、肺炎から回復するにも、大きな手術を受けるにも、抗がん剤や放射線治療に臨むにも栄養が基礎になります。また、糖尿病や肝臓病、腎臓病に対しては栄養療法自体が重要な治療手段の1つとなります。

しかし、当たり前であるがゆえに適切な栄養管理を受けてこなかった患者さんも存在するのが実情です。入院患者さんに占める栄養不良の方の割合は約40％との報告もあり、これは病気自体が栄養不良の原因となることに加え、高齢患者さんの増加によって、もともと摂食障害（せっしょくしょうがい）や食欲不振のある患者さんの割合が増えていることも一因かと思われます。かねてより入院中の栄養管理の重要性が指摘される中、当院でも2004（平成16）年に栄養サポートチームを発足し活動しています（写真1）。

当チームの活動も多職種によるチーム医療であり、医師、歯科医師、看護師、薬剤師、管理栄養士、言語聴覚士、作業療法士、歯科衛生士、臨床検査技師がメンバーとして加わり、それぞれが専門性を発揮し、入院患者

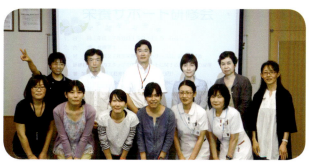

写真1　チームメンバー（栄養サポート研修会にて）

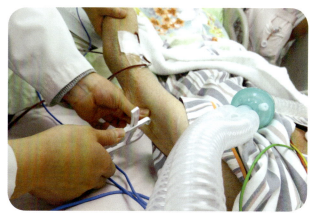

写真2　回診時の上腕皮下脂肪厚の測定

さんに対して個別の栄養療法の提案を行っています。

栄養サポートチームの主な活動は週1回の回診および検討会、随時の栄養相談です（写真2）。担当医や担当看護師などから栄養介入の依頼を受けた患者さんに対しては、毎週水曜に病室へ訪問し、話を伺い診察をした上で検討しています。

また、病院職員に対して種々の経腸栄養剤の紹介、栄養サポート通信と称して栄養に関連する啓発活動も行っています。当院の性格上、急性や重症の状態の患者さんが多く、在院日数が短い中でも当チームが介入することによって、入院中に栄養状態の改善を確認できた患者さんもいます。再び栄養不良に陥り、再入院の原因とならないためにも在宅、介護施設などの居所にかかわらず、退院後も継続した栄養管理が重要です。

お役立ち情報コラム

サルコペニア（筋肉減少症）とは？

サルコペニア（筋肉減少症）という言葉を最近よく目にするようになりました。これは骨格筋の減少に加え、筋力の低下または身体機能の低下を伴う状態です。加齢のほか、出不精や栄養不足、病気でも同様の状態となります。サルコペニアの有無が病気の経過や抗がん剤治療の忍容性（薬物を投与した際、あらわれる副作用の程度）に影響を及ぼすとの報告もあります。加齢による骨格筋の減少はある程度生理的なものですが、適切な栄養管理と運動が重要です。

安全に美味しく食べることをサポート
摂食・嚥下チーム

リハビリテーション科部長　摂食・嚥下チームリーダー
永田 智子（ながた ともこ）

高齢化社会と嚥下障害、肺炎

　食べることは、人がこの世に生まれて初めて体験するADL（日常生活動作）で、人生終末期には最後に残るADLです。食べることの障害を摂食嚥下障害と言い、高齢者に多い誤嚥性肺炎は、病気や加齢などに伴う嚥下障害によって発症します。肺炎は高齢者の死因の1位で、2012（平成24）年以降は国内の死亡原因の3位です。

摂食・嚥下チームの活動と最先端の情報共有化システム

　摂食・嚥下チームは、リハビリテーション（リハ）科専門医、耳鼻咽喉科専門医、リハ療法士である言語聴覚士、看護師、摂食嚥下障害看護認定看護師、管理栄養士、歯科衛生士がプロの知識と技術力を持ち寄り活動しています。

　日本摂食嚥下リハビリテーション学会認定士複数名を中心に院内外での研修会を通し、病院全体、地域で安全に食べることへの意識と知識を高めることを使命と考えています。

　院内全病棟で嚥下スクリーニングテストが可能で、独自開発の電子カルテアプリケーションで情報共有化しています。専門知識をもった職員による食べる機能改善のリハ、専門医による嚥下内視鏡検査、ビデオ嚥下造影検査も行っています。

地域連携への取り組み

　当院から退院されるとき、最適な食事の形態・介助、口腔ケアの方法を家族や関連職種の方へ伝える体制も使命の1つと考えています。

　食事と栄養管理には切れ目のない治療連携が必要で、共通の言語と尺度（ものさし）による情報共有が必要です。そこで、日本摂食嚥下リハビリテーション学会の嚥下調整食学会分類2013を取り入れ活用しています。

安全に食べることを院内全体でサポート

　急性期治療中の嚥下機能の維持は、寝たきり期間を短縮し、治療効果を底上げします。脳卒中で倒れて入院中の患者さんには、安全な経口摂取開始と段階的な食事変更により、急性期肺炎を予防します。また、高齢患者さんが病気の治療中に身体機能が衰えないようリハ療法士がかかわり、安全に楽しんで食事ができるようサポートしています。

お役立ち情報コラム

飲み込みにあった食事

　ドラッグストアなどでもいろいろな段階のやわらか食を販売しています。高齢者向け食品は、100億円超の急成長市場といわれます。病院でも家庭の食事と同じように、患者さんごとに美味しく、安全に飲み込みやすい形態の食事が提供できるよう取り組んでいます。

季節野菜のなめらか食

栄養管理科長　田中 淳子（たなか あつこ）

　嚥下障害のある方に、野菜を軟らかく調理して味わっていただく方法を紹介します。大根、人参、なす、キャベツ、白菜、山芋、カリフラワーは、圧力鍋を使用して10分を目安に蒸します。かぼちゃ、かぶ、じゃが芋、トマト（皮と種を除く）は、圧力鍋では溶けてしまうので茹でて軟らかくしてください。味付けはとろみつきのあんをかけて、のどごしよくいただきます。和風だし醤油味をベースに生姜、山椒の粉、柚子果汁、ねりごまなどを加え、さまざまな風味をお試しください。

多職種連携で高度専門的な医療を安全に提供

院内褥瘡対策をけん引する

皮膚科部長・褥瘡対策チームリーダー
辻野 佳雄
(つじの よしお)

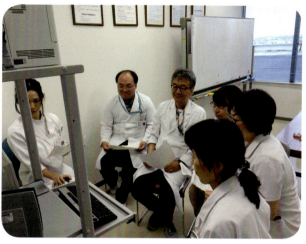

写真1　合同カンファレンス

褥瘡はなぜできるか?

褥瘡(じょくそう)は「床ずれ」といわれ、ベッドや車いすに接する部位(踵(かかと)、臀部(でんぶ)、骨突出部位など)に、圧迫が原因で生じた血行不良や、体を移動するときのずれ、また寝具との摩擦などによって生じます。

当院の褥瘡はどれくらいあるのか?

最近、高齢者や合併症を有する患者さんの増加に伴い、床ずれを生じやすい患者さんが増加しています。当院では入院中の全ての患者さんに対して褥瘡専任看護師、皮膚科医師が協働して床ずれのリスク評価をして、効果的な予防対策を行っています。床ずれの院内発生率は0.1%台で、ほかの一般病院と同等のレベルを維持しています。

当院の褥瘡はどのような経過をたどるのか?

院内発生した床ずれの深さは、その8割が持続する発赤(ほっせき)(紅斑(こうはん))もしくは真皮までの浅い傷であり、皮下あるいは皮下を超えるような深い傷の発生は少ないです。このような床ずれの患者さんに対して、皮膚科医師、褥瘡ケアにかかわる専門の研修を受けた看護師(皮膚・排泄(はいせつ)ケア認定看護師)、褥瘡専任看護師、薬剤師、管理栄養士が週1回、合同カンファレンス(写真1)の後、各病室にて診察を行い(写真2、3)、床ずれの評価と治療方針の検討を共同して行うことにより、院内発生の床ずれの約半数が、退院時には治癒に至っています(図)。

救急患者さんをはじめ、施設や在宅で介護を受けている高齢の患者さんで、入院時に既に床ずれを有している場合(院外発生の床ずれ)は、その5割弱が皮下あるいは皮下を超えるような深い床ずれです。入院と同時に皮膚・排泄ケア認定看護師、褥瘡専任看護師、皮膚科医師、薬剤師、管理栄養士らの多職種の専門家が対策チームを組み、床ずれ管理にあたり、退院までにはその5割は治癒しています(図)。

床ずれを保有したまま退院する場合、主治医を中心に訪問看護師、ケアマネジャーなどの在宅部門や退院先施設のスタッフとの合同カンファレンスを行い、床ずれの治療継続ができるように体制を整えています。

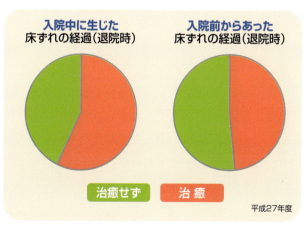

図　退院時の床ずれの状態

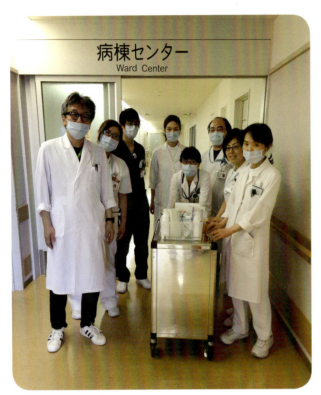

写真2　病棟（病室）での回診

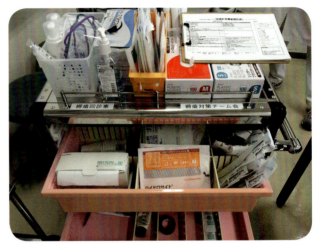

写真3　病室での診察に使用する回診車

当院の褥瘡対策の特徴は？

　集中治療室において治療される重症患者さんは、意識障害のため自力で動けない場合が多く、床ずれの発生リスクも高くなっています。重症患者さんに対して床ずれができないように圧迫しない工夫が必要です。

　当院ではそのような患者さんに対して有効とされる体圧分散寝具の圧切替型マットレスのエアーマットレスを積極的に使用することで、床ずれ発生率は減少しています。その実績より、一般病棟でも同様に使用しており、合計80台のエアーマットレスを準備し、さらにその他の体圧分散寝具として静止型マットレスを110台使用、入院患者さんの床ずれの予防と治療に役立てています。

　高齢者や全身状態の悪い患者さんの手術も増加しており、床ずれのリスクが高くなっています。このような患者さんに対しては、手術室専用の褥瘡予防マットの使用や術前術後の皮膚の観察に重点をおくことによって、術中の床ずれの発生は最小限に防げています。

　外来で床ずれの患者さんを診る場合、他職種との連携は欠かせません。介護サービス、医療サービスをスムーズに受けていただくには当院入退院支援・地域医療連携センターの介入が重要で、床ずれ患者さんの在宅での治療には訪問看護師やケアマネジャーとの連携も必要です。

お役立ち情報コラム

外来通院で床ずれを治すコツ

　なぜ床ずれができたのかについて、患者さんやその家族に丁寧に説明することが重要です。毎日の治療の局所処置は医師自らが家族の目前で数回実演することで、家族による在宅での処置が可能となる場合もあります。床ずれの傷は消毒するのではなく、水道水で洗浄することが効果的であることは意外と知られていません。

　以上のことを実践するだけでも外来通院で床ずれを治癒させることができます。

多職種連携で高度専門的な医療を安全に提供

院内救急対応システム

医療局次長・救命救急診療部長
山森 祐治（やまもり ゆうじ）

院内のセーフティーネット

当院では、2014（平成26）年末から院内急変対応システム（Rapid Response System、以下RRSと略す）を運用しています。RRSとは、院内の急激に重症化する患者さんをいち早く察知し、心肺停止となる前に処置をすることで、院内での予期せぬ不幸な事例を減らすことを目的としています。

以前から当院では、患者さんが急変したと判断された場合、主治医への連絡とともに、24時間院内に常駐している救命救急科待機医師へ専用回線で連絡し、対処する体制がありました。今回紹介するRRSは、患者さんが急変する前に対処し、急変を未然に防ごうとする取り組みです。急変の危険性をいち早く察知する具体的な基準を設け、その基準に従って救命救急科待機医師に連絡する体制を整えました。

導入のきっかけは、2013年に外部講師を招いて開催されたRRSの講演会でした。約1年半の準備期間を経て、このシステムの運用を開始しました。大規模な総合病院としては島根県内で初めてこのシステムを導入しました。RRSは病院内の全ての職員が要請でき、その要請基準は呼吸器系、循環器系、神経系などそれぞれに設定しています（図1）。さらにこれらの基準に当てはまらない場合でも、患者さんに関する何らかの懸念があれば要請できるようになっています。また、要請する職員が躊躇（ちゅうちょ）なく救命救急科待機医師を呼べるように、どのような場合であっても、「呼んでくれてありがとう（Thank you for calling.）」を合い言葉に救命救急科待機医師は活動しています。

患者さんの状態の変化に早く気づき躊躇せずに連絡

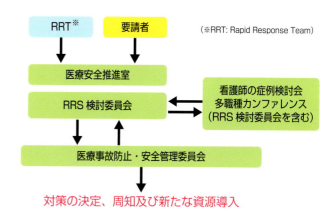

図1 当院のRSS要請基準

図2 RSSの情報収集・フィードバック・管理体制

することで、患者さんの状態が重症化することを防ぐ院内のセーフティーネットとして機能しています。そして、要請があった症例の状態が重症だった場合には、後で病院の医療安全推進室からの指示で関係者が集まり検討会を開催します。そこで抽出された問題点の改善策を検討し、医療安全推進室を通して院内に周知することで、より質の高い安全な医療の提供に努力しています（図2）。

医療安全推進室の役割と各チームの取り組みで安全な医療を実践

看護局医療安全担当看護部長・医療安全推進室長補佐
今岡 桂子(いまおかけいこ)

医療安全推進室の活動とは?

当院は、2007(平成19)年4月、医療安全対策を組織的に推進するため、病院長直轄部門として医療安全推進室を設置し、看護部長を専従とする医療安全管理者を配置しました。2010年4月には、感染管理認定看護師を専従として配置し、院内感染防止の取り組みの充実を図っています。

医療安全推進室は、医療安全担当副院長を統括責任者とし、医療安全推進室長、医療安全推進室長補佐3人(医師2人、看護部長1人)、感染管理認定看護師(看護師長)1人、医療秘書1人で構成しています。

医療安全管理については、医療安全推進室の安全担当のほか、専任の医薬品安全管理責任者、医療機器安全管理責任者、医療局・看護局・薬剤局・医療技術局・事務局等の各担当者をリスクマネジャーとして配置しています。リスクマネジャーは、月1回医療事故防止・安全管理委員会に出席し、組織横断的に医療事故の未然防止と再発防止に係る事項を協議し、関連各部署への周知徹底、支援を行っています。各部署でのKYT(危険予知トレーニング)推進や事故防止において、リーダーシップを発揮しています(写真1)。

本委員会の下部に属する各チーム会の活動と、医療安全推進室で行う週1回のカンファレンスでの事例検討は、多職種が参加していることで、早急な対応策やより現場に合った対応を検討し、チームとして活動することができ大きな力となっています。さらに月1回は、病院長とともに院内ラウンドを実施し、安全な医療環境が整備されているかどうか現場を確認しています(写真2)。

職員一人ひとりが自己研さんに努め、安全第一で任務を果たすためにも、医療安全に関する職員教育・研修は大変重要です。毎年3～4回実施する医療安全研修は98%と高い参加率を維持しています(写真3)。

医療安全管理者の業務は、職員からのインシデント報告を受け取ることから始めます。インシデントの危険レベルはレベル0からレベル5までの7つのレベルがありますが、インシデント報告の約90%が危険度レベル0～1の未然に防止されたものや患者さんに実害がなかったものであり、報告数は年々増加しています。インシデント報告を怠ることによる「情報の遮断」は、被害を拡大させ大きな医療事故を招くことにもつながります。報告と未然の対策を実施すること、必要なものは情報共有するように努めています。

各チーム会の活動

1. 針刺し切創防止対策チーム

医師(初期臨床研修医含む)、感染管理認定看護師、看護師、臨床検査技師から構成しています。

2008年度、針やメスなどの鋭利器材を使用する際に受傷する針刺し切創報告件数が42件で過去最多となり、2009年に新設されました。これまでに行った対策は、安全装置の使用方法の実演を含む針刺し切創防止の研修会を毎年開催、携帯用針捨てボックスや安全装置付き留置針の選定、針刺し切創報告増加時の啓発を実施し、2014年度18件、2015年度13件と減少し成果を上げています。

2. 転倒・転落対策チーム

医師、看護師、薬剤師、臨床検査技師、作業療法士、理学療法士で構成しています。

多職種連携で高度専門的な医療を安全に提供

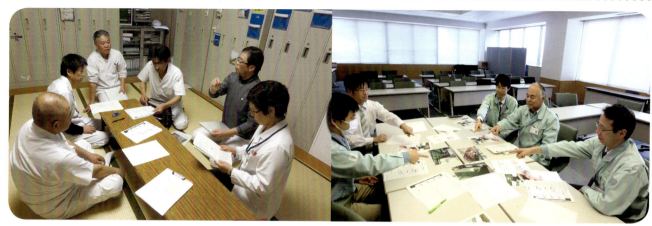

写真1　栄養管理科（左）と事務局（右）のKYT実施

　転倒転落が発生しない安全な環境を整備することをビジョンとし、臨床指標データを参考にしながら、転倒転落による外傷を引き起こす事故が増加しないことを目標に活動をしています。

　これまで取り組んできた活動は、事例検討を行いながら転倒転落防止対策を提案・決定します。例えば、ポータブルトイレの選定基準やパンフレットの作成、転倒防止に使う離床センサーの管理やマニュアルの検討、点滴スタンドの検討・選定などを行ってきました。2015年度は、チームリーダーを中心に、車いすの配置状況調査と安全な機器管理ができるよう管理を一元化するシステムを作り、安全な医療環境整備に努めています。

3．静脈血栓塞栓対策チーム

　医師、看護師、薬剤師、臨床検査技師、放射線技師、臨床工学技士で構成しています。

　入院患者さんの肺血栓塞栓症・静脈血栓塞栓症の予防対策の推進と職員の知識の向上を目的とし、2011年に新設しました。主として肺血栓塞栓症・静脈血栓塞栓症の発生状況をモニターし、マニュアルの整備を行っています。2015年度は、マニュアルの第3版を作成しました。

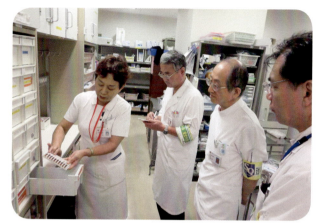

写真2　月1回の院内ラウンド実施

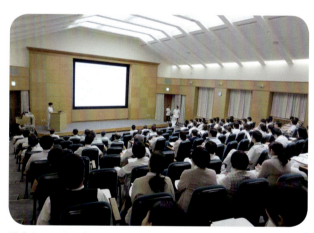

写真3　医療安全研修会

　こうした多職種でのチーム活動は、それぞれの専門分野での視点で問題点を洗い出したり、提案をしたりすることでチーム力を発揮することができ、医療安全対策の推進に成果を上げています。

お役立ち情報コラム

患者さん・家族も医療チームの一員です！

　当院では安全な医療を実践するために、患者さんの名前をフルネームで確認し、患者さんからも名前を名乗っていただくという取り組みを実践しています。

　入院患者さんはリストバンドの装着や注射、輸血、手術などさまざまな場面で端末（PDA）を使っての名前の確認も行いますので、ご理解とご協力をお願いします。

協働の医療推進のための人財育成で今より強いチームをつくる

臨床教育・研修支援センター 看護師長
古居 須美江（ふるい すみえ）

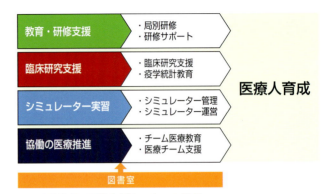

図 臨床教育・研修支援センターの構成

臨床教育・研修支援センター設置の目的と概要

多くの専門職を積極的に活用するチーム医療については、医療・生活の質の向上、医療従事者の負担軽減、医療安全の向上に不可欠と認識され、国もこれを推進してきた経緯があります。

当院では、チーム医療の推進と地域への貢献を目的に医療支援室が設置され、2013（平成25）年度から2年間にわたり職種横断的な研修などに力を入れてきました。2015年4月に「人財育成」が病院運営の柱の1つとなり、全職員を対象とした教育・研修の充実を支援することを目的に、2016（平成28）年4月に臨床教育・研修支援センターを開設しました。

当院が行う卒後臨床研修に対しては、「NPO法人卒後臨床研修評価機構」から島根県では初、中国地方では3番目に初回の認定を受けるなどの実績があります。

2017年度からの新専門医制度を踏まえ、専門医制度の整備指針に基づき、研修プログラムを整備し、初期臨床研修以降の臨床研修体制の充実を目指しています。

また、島根県の教育病院として、卒前から卒後まで一貫した教育・研修の充実を支援するほか、全職員を対象とした人財育成という視点で、職種別に実施されている研修・教育の情報収集・集約・情報提供などを行い、職種を跨いだ研修参加や講師依頼など、職種別研修の充実と活用を支援することが目標になります。

臨床教育・研修支援センターは、教育・研修支援、シミュレーター実習、協働の医療推進、臨床研究支援の4つのパートに図書室が併設された構成です（図）。4つのパートが連携しながら、当院独自の魅力・特色ある研修の実施を支援したいと思います。

チーム医療推進で強いチームをつくる

臨床教育・研修支援センターは、現在、専従の看護師長1人と医療アシスタント3人がスタッフとして勤務しています。医療局長がセンター長に就き、医師臨床研修では総合診療科部長でありセンター長補佐の医師とともに、主に臨床研修医の研修のサポート・企画運営支援を行っています。

私は、4つのパートの1つであるチーム医療推進（協働の医療推進）ワーキングのリーダーとして多職種連携の研修企画に携わっています。

チーム医療推進の取り組みとしては、今までに院内で活動する医療チームの支援のほか、新入職員交流会（チームワーク演習、写真1）、コミュニケーション研修（コミュニケーション手法SBARの紹介）など、医療の質・患者安全のためのチームワークシステム「チームSTEPPS」を研修に取り入れて、全職員を対象に職種横断研修を行ってきました。

また、チーム医療推進ワークショップ(他職種の業務や取り組み紹介)など、他部署の役割を知って、理解や連携を深めていく機会も提供してきました。

組織横断的な活動を通して、医療チームの一員としてチームワークよく、連携や補完し合いながら医療を

多職種連携で高度専門的な医療を安全に提供

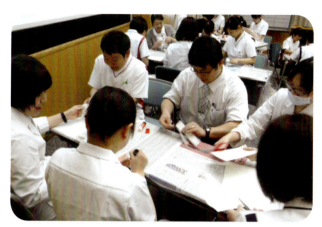

写真1　新入職員交流会。多職種で紙の鎖ゲームをしている様子

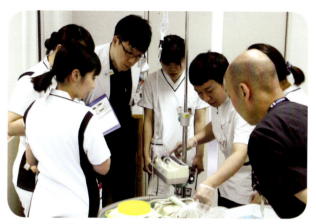

写真2　医療局・看護局合同の輸液ポンプ研修

実践し文化をつくっていく必要があります。その中で個々の存在を認め合うことが、それぞれの専門職のやりがいにもつながると考えています。

未来につながる臨床研究で多職種をサポート

病気の予防や診断、治療方法の改善、患者さんの生活の質向上などを目的として行われる医学研究のことを臨床研究と言います。当院は、臨床研究支援も積極的に取り組んでおり、2016年11月には、当院主催で山陰初の臨床研究ワークショップを開催し、医師のみならず多くの職種が参加しました。講師の森本剛先生（兵庫医科大学臨床疫学教授）は、臨床研究のデザインや統計解析、論文執筆などのワークショップを多く手掛けておられ、当院においては2015年度より外部講師として職員の臨床研究を指導していただいています。

臨床現場にすぐに活かせる、生きた研究指導を受け、医療の質や患者さんの生活の質向上に還元できるように取り組んでいます。

看護職（多職種）の視点で教育の充実を図る

臨床教育・研修支援センター設置の2016年度からは、臨床研修医の教育体制の充実において、看護局との協働で、教育担当看護師長や新人教育担当看護部長などと連携を図りながら、効率的で効果的な研修の企画・実施をしています（写真2）。

臨床現場では、24時間患者さんの身近にいて患者さんや家族の思いを一番身近に感じ取れるのは看護師です。私たちは、患者さんの権利を擁護し、時には代弁者としての役割も担います。

さまざまな職種がかかわる医療チームの中で、患者さんの一番身近にいてその思いを感じ取れる看護師だからこその視点で、患者さんの気持ちに寄り添う、医師としての人格（態度姿勢）の育成に寄与したいと思います。

2016年4月に院内組織として発足し、これから少しずつつくり上げて、臨床教育・研修支援センターが名実ともに充実し、地域に貢献できる医療人育成につながることを目指して今後も取り組んでいきたいと思います。

新入職員交流会参加者の意見

- ■他病院ではこのような交流研修はなかったので新鮮であり、今回のことを明日からの業務につなげたいと思います（医師）。
- ■患者さんやご家族と直接かかわるとこのない職種の方々の分も良い仕事（看護・態度）をしなければならないという使命感が生まれました（看護師）。
- ■違う目線の意見が出てきたので、やはりそれぞれ専門分野の知識を生かしてチームで医療を行うことは患者さんにとって必要だと改めて感じました（コメディカル）。

情報共有の必需品
情報システムと診療記録の管理

副院長・情報システム管理室長
小阪 真二
（こさかしんじ）

総合情報システム「IIMS」

最近では珍しくなくなった電子カルテシステム。当院は1999（平成11）年8月に導入しています。国内の総合病院で最も早い導入でした。

チーム医療に欠かせない情報共有を高いレベルで実現し、安全で質の高い医療を提供するとともに、効率的な病院運営を実現するために、電子カルテシステムを核として看護、検査、経営分析、物流管理などあらゆる分野で利用されるシステムを相互に結びつけた病院システム「統合情報システム（当院では「IIMS」と呼びます）」を自ら開発し、全ての職員が利用して日々業務を行っています（図）。

病院では患者さんの診療記録を取り扱いますが、その情報はさまざまな職員が電子カルテに入力することで蓄積され、職員の情報共有に利用されるため、診療記録と統合情報システムは連携しながら管理していくことが重要です。

このため、当院では情報システム管理室にIIMSを管理する「情報システムスタッフ」と診療記録を管理する「医療情報管理スタッフ」を配置しています。

情報システムスタッフの仕事

院内全ての職員が業務に利用しているIIMSに障害が発生すると、情報を基に業務を行っている職員は業務ができなくなり、患者さんにも大きな影響が出てしまいます。情報システムスタッフは、IIMSが安定して運用できるよう「構成する機器とソフトウェアの管理」「運用の支援」「機能の追加」を行っています。

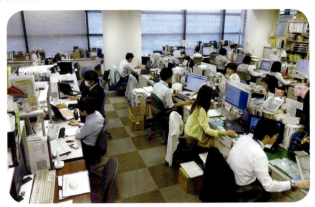

写真1　情報システム管理室

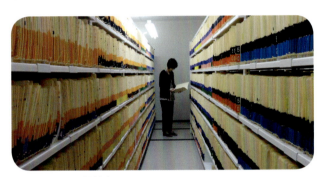

写真2　カルテ保管庫

●構成する機器とソフトウェアの管理

院内では、約1100台の端末（パソコン）、約350台のプリンターなど多くの機器を使用しています。また、それぞれの機器ではさまざまなソフトウェア（コンピューターを働かせるためのプログラム）が動作しています。これらの機器やソフトウェアなどが全て正常に動くことでIIMSは稼働していますので、常に安定稼働できるように、機器やソフトウェアなどの稼働状況を日々監視するとともに、これらの更新計画を立て、調達し、更新しています。

●運用の支援

職員がIIMSを利用する上で困ったことがあった場合や障害発生時の連絡窓口を設け、時には電話で説明し、時には現場に駆けつけて、現場が困らないように速やかに問題を解決し、診療業務が滞らないようにしています。

●機能の追加

新たな周辺システムの導入や制度・運用の変更、現

多職種連携で高度専門的な医療を安全に提供

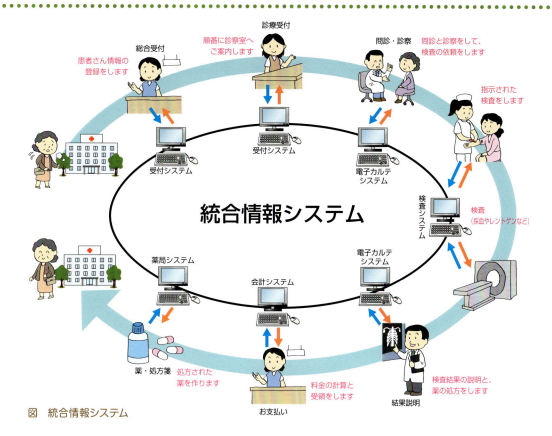

図　統合情報システム

場のさまざまなニーズに対応するため、新機能の追加や機能変更などを行っており、IIMSは日々進化し発展を続けることによりシステム導入目的である「医療の質の向上、病院管理運営の効率化、患者サービスの向上」を維持しています。

医療情報管理スタッフの仕事

病院では医師が患者さんの診察内容を記録した診療録や、看護師の記録、検査結果など多種多様な「診療記録」が日々大量に作成されます。患者さんにとって治療の歴史ともいえるこの診療記録を適切に保管・管理しているのが医療情報管理スタッフです。専門職である診療情報管理士が情報の管理、物の管理、情報の活用を行っています。

●情報の管理

誰が読んでも理解できる適切な診療記録となるように記載内容の点検を日々行っています。患者さんが安全・安心な医療を受けるためには、診療記録に正確な情報が確実に記載されていることが情報共有・医療安全の面からも必要です。

●物の管理

診療記録は法律で保存が義務づけられ、中には30年間も保存義務のある診療記録もあります。当院は電子カルテ導入以前の紙のカルテも可能な限り保存をしています。例えば40年前の入院治療を確認することができ、現在の治療に役立てることもできます。また、適切に管理することで患者さんからのカルテ開示請求に対応することもできます。

●情報の活用

電子カルテに蓄積された診療データを抽出・提供しています。医師や看護師はもとよりさまざまな職種が臨床研究や業務改善などに利用し、診療の質向上に役立てています。ホームページには、病院のさまざまな機能や診療の状況を数値化した臨床指標や患者統計・死因統計などを中央病院年報として掲載し、患者さんに広く情報発信しています。

お役立ち情報コラム

患者さんの安全を守る仕組み

病棟の看護師が手のひらサイズの機器(PDA)で「ピッ、ピッ」と、何かを読み取る場面を見かけます。これは、患者さんのリストバンドや点滴などの薬品のバーコードをPDAで読み取ることにより、処置を行う患者さんに誤りがないか、医師の指示どおりの薬かの確認を行っているのです。誤って別の患者さんに投薬したり薬を間違えたりすることがないように、患者さんの本人確認を行う場面でも情報システムを活用しています。

職員のワーク・ライフ・バランスの改善

スタッフ支援室相談員　**曽田 美佐子**
スタッフ支援室相談員　**塩野 悦子**
医療技術局長・スタッフ支援室長　**角森 正信**

スタッフ支援室「S-café」の開設

　職員のワーク・ライフ・バランスの改善に向け、2012（平成24）年から病院全体で職場を挙げた取り組みを行ってきました。「全職員が気軽に悩み相談ができる場所が必要だ」との声から、2014年5月にスタッフ支援室「S-café」を開設しました。

　主な業務としては、現場スタッフの心の支援です。「時間外が多く、家族との時間がとれない」「人間関係で精神的に悩んでいる」「部署が変わって不安だ」など、さまざまな悩み相談があります。深く悩む前に支援室を訪れることで、気持ちの整理ができたり、ほっとする場所があることで、次の活力になるのではないかと思います。

　また、育休中の職員の支援として、ワーク・ライフ・バランス担当委員と相談しながら、育休中職員の交流の場である「ママ友会」の開催や「ママ友会通信」を発行しています。ママ友会参加者のアンケートでは「産休、育休中の職員の交流の場で、復帰前の不安が軽減した」との声が多く聞かれます。復職前相談で一人ひとりに面談を行い、院内保育所の利用や育児時間、部分休業などの育児短時間勤務制度の説明をし、働き方についてのアドバイスも行っています（図）。さらに当院では、育休から復職するときに部署を固定しないフリー・アドレス・ナース[注] という働き方をつくっていますので、選択肢の1つとして情報提供しています。

　「職員が働きやすい環境、働き続けたいと思える環境づくり」に向け、取り組み課題を明確にし、さらにより良い活動を目指しています。

注）フリー・アドレス・ナースとは部署を固定せず、いろいろな部署で機能業務を中心としたカバーリングを行う看護師で、当院独自の制度。復職後から6か月を期間とし、長く職場を離れていた看護師が、仕事と家庭を両立しながら現場の勘を取りもどすための働き方として人気が高い。

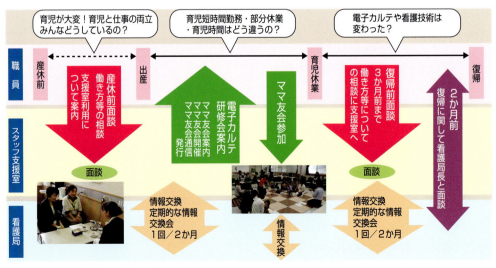

図　育休者への復帰前支援の一例

多職種連携で高度専門的な医療を安全に提供

院内保育所（にこにこ保育所）

母性小児診療部長・院内保育所機能改善ワーキングリーダー
栗岡 裕子
（くりおか ひろこ）

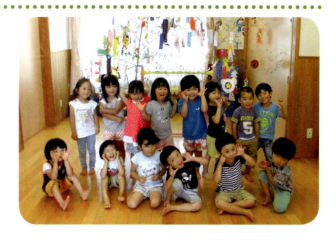

　県立こころの医療センターと当院の職員が、子育てをしながら安心して仕事ができるように院内保育所を運営しています。現在の定員は85人で開所当初より保育利用者は増加中です。

　病院の職員には夜勤も土日の勤務もあります。出雲市内では、休日保育や夜間保育が可能な保育所は限られます。院内保育所では、職員の勤務時間に合わせて土日や夜間の保育にも対応しています。急な残業のときも延長保育などで臨機応変に対応しています。2016（平成28）年12月から病児・病後児保育を導入しました。さらに職員が働きやすい保育所になるように、職員を対象としたアンケートを行うなど、プロジェクトチームで検討中です。

　保育所では夏祭りや運動会、発表会をはじめ四季折々の行事を実施しています。園児たちは季節を身近に感じながら過ごすことができ、子どもたちの健やかな成長を後押ししています。園児たちはなごみの丘やいこいの小路など、病院まわりを時々散歩していますので、見かけたら声をかけてください。

図書機能の充実に努める

図書室司書
高橋 眞由美
（たかはし まゆみ）

　図書室は、職員用図書室、分室保管庫および患者さん図書室の管理運営を行い、日々の診療、治療やケアのための学習環境を提供しています。

　職員用図書室は、当院の医師、看護師、医療技術系職員、薬剤師、事務系職員はもとより、実習生、地域医療職者も利用することができます。

　学習のための資料として医学書、医療関係雑誌をはじめ、検索データベース、電子ジャーナル、研究支援ソフトなどを整備し、図書機能の充実に努めています。

　図書室の管理・運営は、多職種のメンバーから成る図書委員会が支えています。図書室職員は利用者サービスの向上のため、各種研修会や勉強会に参加し知識や技術を習得しています。

　また、患者さんやご家族、市民への医学的情報の提供の場として、患者さん図書室「道しるべ」を1階外来ホールに開設しています。患者さんに主体的に治療に臨んでいただくため、また、より良い健康生活の情報を得ていただくための資料を揃えています。

お役立ち情報コラム

患者さん図書室「道しるべ」

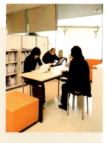

「道しるべ」の蔵書は、当院の医療職の職員が選んだ信頼のおける資料です。
利用時間：平日 8:30～17:00
　　　　　土日、祝日休み
場　所：1階ホール　レストラン・クリオネ前
蔵　書：書籍約600冊（うち子ども向け133冊）
　　　　健康、栄養関連雑誌　5種
＊車いすでお入りいただけます。貸出しはしておりません。ご了承ください。

医師をサポートする医療秘書の仕事

医療局長
渡邊 正樹
（わたなべ まさき）

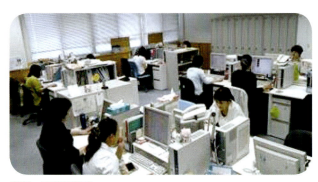

写真　医療秘書室

　当院では、「医療秘書」と呼んでいますが、診療報酬制度では、「医師事務作業補助者」が正式名称です。2008（平成20）年度から認められた比較的新しい職種です。病院勤務医の業務は、患者さんに対面して行う診療業務のほか、多岐にわたる多量な業務があります。その負担を軽減し、医師が診療という専門的な本来の業務に専念できるよう、医療行為以外の医師が携わる事務作業を補助する者のことを言います。

　当院には30数人の医療秘書がいます。医療秘書の業務は患者さんと接しないことも多いですが、医療機関で働く者として全員が最初に32時間以上の研修を受けます。患者さんに安心してより良い医療を受けていただくために、必要な知識や倫理観を身につけ、仕事をしています。多種多様な文書作成補助、外来診療補助、症例登録やデータ管理、学会や会議などの資料作成、各種の手続き補助、臨床実習生の世話など——書ききれないほどです。

　今では、医療秘書がいないと、全ての医師は途方にくれることとなりそうです。

看護補助体制

看護局次長
狩野 京子
（かのう きょうこ）

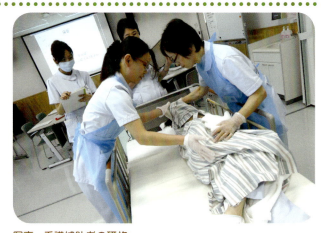

写真　看護補助者の研修

　当院では、看護チームとして質の高い看護を提供するために、看護師と看護補助者が適切に役割分担し、協働して業務を行っています。

　看護補助者とは、看護師の指示を受けて業務を行うスタッフです。看護師と同様に、看護に対する高い倫理観と職業意識を持つことが求められています。そのため、院内で開催する看護補助者研修会を受講し、接遇、医療安全や感染予防、ベッドメーキングや食事介助の方法などについて実践的に学んでいます。

　現在、50人の看護補助者を看護局の全部署に配置し、そのうち1人をチームリーダーとし、看護補助者間のチームワークを整え、看護師との業務調整などの役割を担っています。チームリーダーは、2か月に1回のチームリーダー研修会（院内開催）を受講し、リーダーシップやマネジメントについて学んでいます。

　このように、看護師と看護補助者の協働・連携を進めることで、地域の皆さんに専門性の高い看護を提供することができるものと考えています。

多職種連携で高度専門的な医療を安全に提供

コラム
"新・医者にかかる10箇条"をご存知ですか?

病院長
菊池 清(きくち きよし)

「患者さんたちが自分の望む医療を選択し治療を受けるための心構え」として、1998年に厚生省(現厚労省)から発表されました。認定NPO法人ささえあい医療人権センターCOML(以下COML)が、この10箇条の素案づくりを手掛けられました。COMLは、患者さん側の立場から、医療者に対して、患者さんと向き合う医療の大切さを求めてこられた団体です。同時に、患者さん側へも「分かったフリをしない」「分からないことには遠慮なく質問する勇気を持つ」ことが大切と主張してこられました。より良い医療を受けるために、患者の皆さんは"新・医者にかかる10箇条"を参考にしてください。

また、より良い医療を提供したいとの思いで、"新・医者にかかる10箇条"に応えるかたちで、私は医療者の実践の手引き『新・医療者の心得10箇条』を作成しました。島根県立中央病院の職員教育に使っています。私たちは、『新・医療者の心得10箇条』を胸に、患者さんとともに歩む医療を目指し努力します。

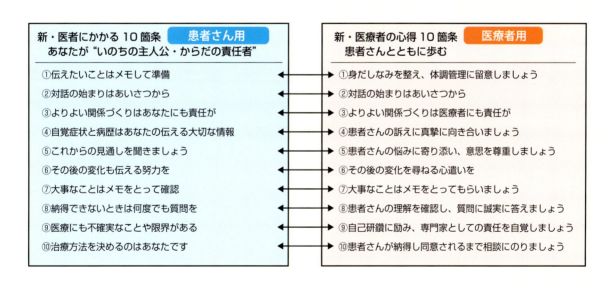

病院概要

病院長	菊池 清
病床数	634床（一般588床、精神40床、感染症6床）
診療科 （院内標榜科：38科）	リハビリテーション科、放射線科、放射線治療科、内視鏡科、検査診断科、病理組織診断科、総合診療科、精神神経科、神経内科、呼吸器科、消化器科、循環器科、リウマチ・アレルギー科、血液腫瘍科、内分泌代謝科、感染症科、外科、乳腺科、整形外科、脳神経外科、呼吸器外科、心臓血管外科、泌尿器科、腎臓科、形成外科、皮膚科、眼科、耳鼻咽喉科、歯科口腔外科、救命救急科、麻酔科、手術科、集中治療科、小児科、小児外科、新生児科、産婦人科、地域医療科

指定・認定施設

【国・県・市町村指定・認定施設】

- 社会保険各法定指定医療機関
- 労災保険指定医療機関
- 保険医療機関（歯科）
- リハビリテーション医療実施施設
- 救急医療機関（救命救急センター）
- 精神科救急医療指定病院
- 感染症発生動向調査事業指定届出病院
- 第二種感染症指定病院
- 外科後処置及び採型指導処置指定病院
- 生活保護指定病院
- 更生医療指定病院
- 身体障害者更生医療病院
- 戦傷病者更生医療病院
- 結核予防法指定病院
- 育成医療病院
- 養育医療指定病院
- 被爆者指定医療機関
- 臨床研修指定病院（基幹型）
- 母体保護法施設設備病院
- 地域がん診療連携拠点病院
- 島根県周産期医療ネットワーク（総合周産期母子医療センター）
- 地域包括医療・ケア認定施設
- エイズ拠点病院
- 指定難病・小児慢性特定疾病医療機関
- 指定難病・小児慢性特定疾病医療機関（歯科）
- 災害拠点病院（基幹災害医療センター）
- 歯科医師研修協力病院
- 難病医療拠点病院（島根難病医療ネットワーク事業）
- 肝炎専門医療機関
- 日本病院薬剤師会プレアボイド報告施設
- 島根DMAT（災害派遣医療チーム）指定医療機関
- 地域医療支援病院
- 原子力災害拠点病院

【第三者評価】

- 日本医療機能評価機構認定施設
- NPO法人卒後臨床研修評価機構認定施設（山陰地方初）

患者の皆さまの権利と守っていただきたいこと

島根県立中央病院では、安心して受診していただける医療環境の実現を目指し、「患者の皆さまの権利」を明確にして、これを職員一同が認識するとともに、患者さんに守っていただきたいこと（責務）についても定めました。

患者の皆さまの権利

1. **良質な医療を受ける権利**
   どなたでも差別されることなく、平等に良質な医療を受ける権利があります。

2. **説明を受ける権利**
   病気の内容やその治療、検査などの効果・危険性について、わかりやすい言葉や方法で、十分な説明を受ける権利があります。

3. **自己決定の権利**
   十分な説明と情報提供を受けた上で、検査や治療方法などを自らの意思で選択・決定、または拒否する権利があります。なお、拒否しても一切の不利益を被ることはありません。

4. **他の医師の意見（セカンドオピニオン）を求める権利**
   納得した医療を受けるために、いかなる治療段階においても、他の医師の意見（セカンドオピニオン）を求める権利があります。

5. **情報の開示を求める権利**
   自分の診療記録の開示を含め、自分の診療情報に関して十分な説明を受ける権利があります。また、必要があれば自分に代わって情報を受ける人を選択する権利があります。

6. **個人情報の秘密が守られる権利**
   診療の過程で得られた自分の個人情報の秘密が守られる権利があります。

7. **人としての尊厳が守られる権利**
   一人の人間として、その人格や価値観を尊重され、尊厳が保たれる権利があります。また、プライバシーが守られる権利があります。

患者の皆さまに守っていただきたいこと

1. **情報を提供する責務**
   良質な医療の提供を受けるために、ご自分の健康に関する情報をできる限り正確に医療者に提供してください。

2. **医療者と協働して診療に参加する責務**
   治療効果を高めるためには、医療者とともに患者さん自らも病気を治していくという姿勢が重要です。そのために必要な治療や検査等には積極的に取り組んでください。なお、治療の進め方に疑問がある場合は、医療者にその旨をきちんと伝えてください。

3. **適切な医療環境づくりに協力する責務**
   すべての方が適切な医療環境で治療に専念できるように、社会的ルールや病院の規則、職員の指示を守ってください。また、医療費の支払請求を受けた時は、速やかにお支払いください。
   犯罪行為、迷惑行為、その他これらに準じる行為（暴言・暴力行為・脅迫・窃盗、危険物の持ち込み、入院中の無断外出・外泊、他の患者さんや医療者への迷惑行為、セクシャル・ハラスメントなど）を禁止いたします。これらの行為により、他の患者さんにご迷惑がかかる場合や医療者の診療行為が妨げられる場合には、当院での診療をお断りすることがあります。また、必要に応じて警察へ通報することがあります。

4. **医療人の育成に協力する責務**
   当院は、教育機関でもあるため、医学生・看護学生などの実習・研修を行っていますので、ご理解の上、ご協力ください。

倫理規定

職業倫理

1. 職員は、「患者の皆様の権利」を守ります。
2. 職員は、医療に携わるものとしての責任を自覚し、知識と技術の習得に努め、教養を深め、人格を高めるよう心がけます。
3. 職員は、互いに尊重し、協力して最善の医療を提供します。
4. 職員は、各専門職種団体が定める倫理指針を順守します。

臨床倫理

1. 終末期医療、脳死判定、臓器移植等についてはそれぞれの関係法規や指針に準拠し、診療を行います。
2. 医療行為の妥当性が問題になったときには、医の倫理委員会等の審議に基づいた医療を提供します。
3. 医学・医療の発展のための臨床研究・治験の実施に際しては、ヘルシンキ宣言およびそれぞれの関係法規や指針を順守し、臨床研究・治験審査委員会等において十分に審議を行います。

病院所在地

島根県出雲市姫原4丁目1番地1
電話番号（代表）：0853-22-5111
出雲市駅より北へ約2km
　　徒歩・・・約25分　車・・・約5分
　　JR出雲市駅より一畑バス・市内循環で「中央病院前」下車

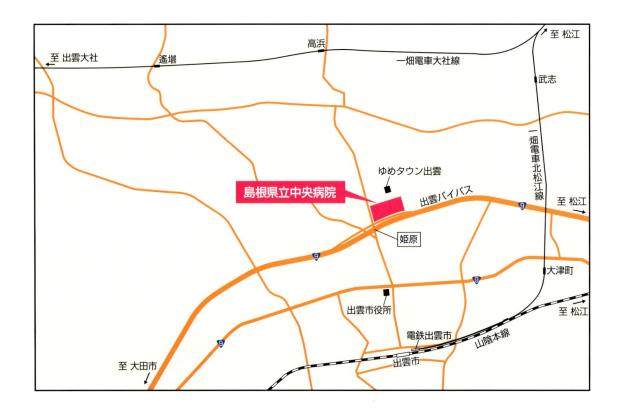

外来受診の流れ

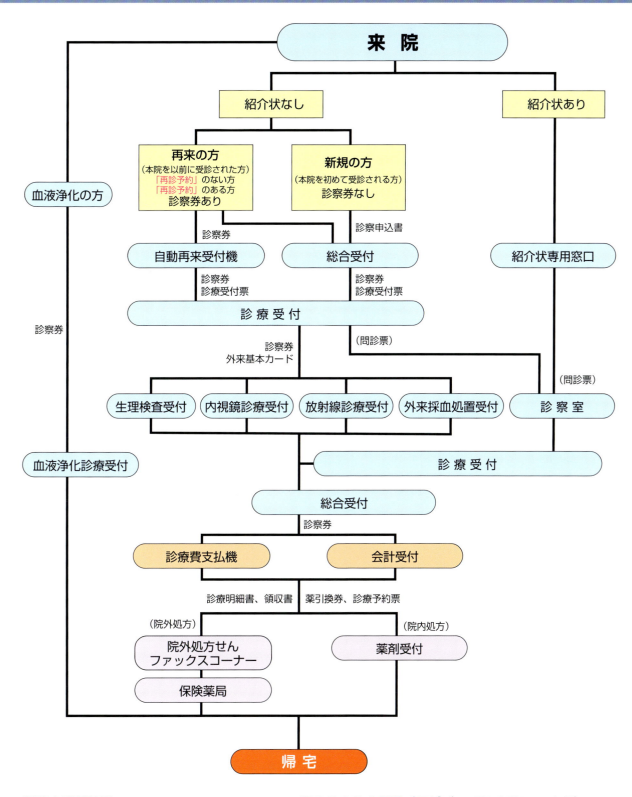

■診療受付時間

救命救急センター外来	24時間対応
午前診療（月〜金曜）	8時30分〜11時00分
午後診療（月〜金曜）	12時30分〜14時00分（特殊外来と一部診療科のみ）

＜予約のある方＞予約時間にお越しください。
当日に診療していない診療科、あるいは特殊外来に受診を希望される場合には、総合受付にお問い合わせください。

■やおよろず相談プラザ（1F 正面玄関入って左側）

患者さん、ご家族の皆さんへのone-stopサービスを行っています。
〜不安なこと、困りごとがあれば、何でもご相談を〜

（1） 医療・福祉相談
（2） 入退院サポートセンター
（3） 地域医療連携センター
（4） がん相談支援センター
（5） 文書受付

あとがき
県民の皆さんに寄り添った医療を

島根県立中央病院　副院長
入退院支援・地域医療連携センター長　　齊鹿 稔（さいか みのる）

　わが国においては、少子高齢化が急速に進展し医療需要が急激に拡大する中で、公的医療保険制度を持続可能なものとするため、「患者が状態に見合った病床でその状態にふさわしい医療を受けることができるよう、急性期医療を中心に人的・物的資源を集中投入し、入院期間を減らして早期の家庭復帰・社会復帰を実現するとともに、受け皿となる地域の病床や在宅医療・在宅介護を充実させていく」という地域医療構想の方向性が国によって示されています。

　一方、島根県では、全国に先んじた少子高齢化の進展と医師不足による医療体制の危機に対して、早くから病床機能の分化・連携に取り組んできましたが、さらに今後の人口動態や疾病構造の変化に対する対応が必要となっています。全国が経験したことのない状況の中で、当院は県民に必要とされる医療を安定的に提供していくために地域医療構想との整合性を図りつつ、島根県の基幹病院として県民の皆さんに寄り添った医療を提供することを念頭に、多職種が協働して医療活動を行っています。

　本書を通じて、県民の皆さんに当院を広く知っていただき、島根県の医療を守っていくためにご支援いただきますようお願いして巻末のごあいさつといたします。

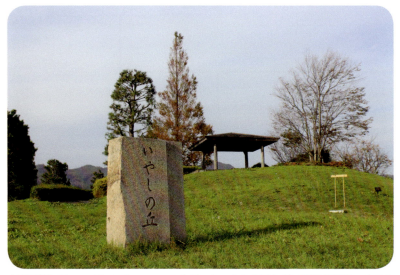

病院西側には、いやしの丘、いこいの小径、なごやか庭園など、屋外を散策できる庭がある。患者さんやご家族だけでなく、近隣の住民や保育園・幼稚園児たちが訪れる

索引

症状、検査・診断方法、疾患名、治療方法やケアなどにかかわる語句を掲載しています。
（読者の皆さんに役立つと思われる箇所に限定しています）

あ
- 遊び……75
- 圧切替型マットレス……112

い
- 胃がん……26, 59, 60
- 育児短時間勤務制度……120
- 意識障害……42, 50
- 医師事務作業補助者……122
- 移植後免疫反応（GVHD）……68
- 出雲モデル……33
- いのちの輝きを考える日……33
- 医療安全推進室……16, 113, 114
- 医療機器管理システム「匠」……104
- 医療事故防止・安全管理委員会……114
- 医療情報管理スタッフ……118
- 医療相談……18
- 医療ソーシャルワーカー……18, 33, 48
- 医療の質……99
- 医療秘書……114, 122
- 医療費助成制度……56
- インシデント報告……114
- インスリン……47
- インターフェロン……56
- 院内感染……16, 114
- 院内急変対応システム……113
- 院内保育所……120, 121
- インプラント……80

う
- ウイルス性肝炎……56

え
- 栄養管理……109, 110
- 栄養サポートチーム……101, 109
- 栄養指導……49, 108
- 栄養相談……109
- 栄養不良……109
- 遠隔画像診断……22
- 嚥下スクリーニングテスト……110
- 嚥下調整食学会分類2013……110
- 円錐切除……77

お
- 親知らず……80

か
- 化学療法……24, 26, 29, 83
- かかりつけ医……22, 33, 34, 53
- 顎関節……80
- 画像下治療……84

- 肩こり……65
- 片麻痺……42
- カテーテルアブレーション（心筋焼灼術）……38
- 肝炎ウイルス……27
- がん化学療法看護認定看護師……29, 90
- 肝がん……26, 56
- がん看護領域……92
- 眼瞼下垂……65
- 肝硬変……57
- 看護補助者……122
- 患者さん図書室……121
- がん診療連携拠点病院……24, 34
- がん性疼痛看護認定看護師……90
- 関節MRI検査……66
- 関節炎……67
- 関節超音波検査……66
- 関節痛……67
- 関節リウマチ……66
- 感染管理システム……17
- 感染管理認定看護師……17, 90, 114
- 感染症外来……16
- 感染制御チーム……16, 101
- がん専門薬剤師……30
- がん地域連携パス……26, 34
- 冠動脈形成術……36
- 冠動脈CT……37
- がん放射線療法看護認定看護師……30, 90
- 管理栄養士……33, 37, 52, 91, 108, 109, 110, 111
- がんリハビリテーション……31
- 緩和ケア……30, 32
- 緩和ケア地域連携パス……33
- 緩和ケア認定看護師……32, 90

き
- キャリアアップ……93
- キャリアアップ研修……90
- 救急看護認定看護師……8, 90
- 救急救命士……87
- 休日保育……121
- 急性心筋梗塞……36
- 吸入……54
- 吸入ステロイド……55
- 救命救急センター……8
- 教育・研修支援……116
- 協働の医療推進……116
- 局所麻酔（区域麻酔）……86
- 緊急IVR……84

く
- 薬の用法……100
- 苦痛のスクリーニング……33
- クモ膜下出血……44
- クライオアブレーション……39
- クリニカルラダー……93

け
- 経口ステロイド薬……55
- 頸動脈ステント留置術……45
- 経尿道的尿管砕石術（TUL、f-TUL）……70
- 経尿道的尿管ステント留置術……70
- 経皮的腎砕石術（PNL）……70
- 頸部内頸動脈狭窄症……45
- 血液悪性腫瘍……68
- 血液型……103
- 血液検査……101
- 血液透析（HD）……72
- 血管形成術……85
- 血管内治療……44
- 血栓回収療法……42
- 血栓溶解術……85
- 血栓溶解療法……42
- 血糖値……46
- 言語聴覚士……106, 109, 110
- 検体検査……101

こ
- コイル塞栓術……44
- 後遺症……31, 36, 43, 107
- 抗ウイルス薬……56
- 硬化療法……85
- 抗がん剤治療……29, 83
- 口腔ケア……82
- 口腔外科的小手術……80
- 口腔粘膜炎……83
- 交差適合検査……103
- 高周波血管内焼灼術……41
- 硬膜外麻酔……86
- 抗リウマチ薬……67
- 高齢者……62, 68, 72
- 誤嚥性肺炎……110
- 呼吸療法認定士資格……106
- 心の支援……120
- 骨髄移植患者会「むくの木」……69
- 骨粗しょう症……62

さ
- 在宅医療支援……18

129

細胞診	76	
細胞診断	88	
作業療法士	33, 106, 109, 114	
サプリメント	98	
サルコペニア	109	

し

ジェネリック医薬品（後発医薬品）	100
歯科衛生士	48, 83, 109, 110
子宮頸がん	76
子宮頸がん予防ワクチン	77
歯根端切除術	80
持参薬	96
歯周病	82
湿布薬	100
視能訓練士	102
シミュレーター実習	116
周術期	82
周術期口腔ケア外来	83
集中ケア認定看護師	90
手術看護認定看護師	90
術中迅速診断	89
術中モニタリング検査	102
腫瘍切除術	80
消化器がん	58
症候群サーベイランス	17
小児病棟	74
情報システム管理室	118
情報システムスタッフ	118
静脈血栓塞栓対策チーム	115
初期臨床研修	53, 116
職員健康管理ツール	17
食事介助	122
食事療法	47, 108
褥瘡	111
食欲不振	108, 109
除細動機能	39
処方箋	99
処方提案	98
腎盂腎炎	70
腎盂尿管がん	70
腎がん	70
人工血管置換術	40
人工呼吸器関連肺炎	82
人工透析	46
人工内耳	78
人材育成	93
人財育成	116
新人看護職員研修	94

新生児集中ケア認定看護師	90
新生児集中治療室（NICU）	12
心臓	36, 38
心臓カテーテル治療	36
身体診察	52
心不全	36, 38, 91
心房細動	39
診療情報管理士	119
診療放射線技師	37, 85, 99
腎瘻造設術	70

す

スタッフ支援室「S-café」	120
ステントグラフト内挿術	40

せ

生化学検査	101
生活習慣	46
生活習慣病	36, 108
生活の質（QOL）	72, 78
精神科リエゾンチーム	50
精神保健福祉士	50
生物学的製剤（バイオ製剤）	67
生命維持管理装置	104
生理検査	102
脊椎麻酔	86
摂食嚥下障害	110
摂食障害	109
切断指	64
前がん病変	76
全身麻酔	86
喘息	54
喘息死	54
せん妄	50
専門・認定薬剤師	98
専門薬剤師制度	98
前立腺がん	70

そ

造血幹細胞移植	68
総合周産期母子医療センター	12
総合情報システム「IIMS」	118
総合診療医	22, 52
総合診療専門医	53
早産	13
塞栓療法	85
組織診断	88

た

体圧分散寝具	112
退院支援・退院調整	18
体外衝撃波結石破砕術（ESWL）	70

代診医	22
大腿骨近位部骨折	62
大腸がん	26
大動脈瘤	40
大動脈瘤破裂	40
第二種感染症指定医療機関	16
胆嚢摘出術	60

ち

地域医療	8, 18, 22
地域医療支援病院	21
地域医療連携	18
チーム医療	24, 52, 116
治験	99
超音波検査	102

て

低侵襲	30, 41, 60
手指のこわばり	66
電子カルテ	118
電子血圧計	105
転倒・転落対策チーム	114

と

動注化学療法	85
糖尿病	46
糖尿病看護認定看護師	90
糖尿病性腎症	46
糖尿病友の会	48
糖尿病療養指導士	47
動脈硬化症	40
動脈塞栓術	84
ドクターG	22, 52
ドクターヘリ	10
特別食	108
図書室	121
トリアージ	8
ドレナージ治療	85

な

内視鏡	28, 60
内視鏡下鼻副鼻腔手術	79
内視鏡技師	58
内視鏡治療	58
内視鏡的粘膜下層剥離術（ESD）	28, 58
内視鏡的粘膜切除術（EMR）	28
難聴	78

に

にこにこ保育所	121
日常生活動作（ADL）	106, 110
日本医療薬学会指導薬剤師	98
日本臨床衛生検査技師会 精度保証認証施設	101

索引

乳がん …………………………………… 26
乳がん看護認定看護師 ………… 26, 29, 90
入退院支援・地域医療連携センター … 18, 112
尿路感染症 ……………………………… 70
尿路結石 ………………………………… 70
認知症看護認定看護師 ………………… 90
認定看護師 …………………………… 90, 93
認定輸血検査技師 ……………………… 103

ね
熱傷 ……………………………………… 65

の
脳梗塞 ………………………………… 42, 45
脳死判定 ……………………………… 102
脳卒中 …………………………………… 42
脳動脈瘤 ………………………………… 44
嚢胞摘出術 ……………………………… 80

は
ハートチーム …………………………… 37
肺がん …………………………………… 26
白血病 …………………………………… 68
針刺し切創防止対策チーム ………… 114

ひ
泌尿器がん ……………………………… 70
皮膚・排泄ケア認定看護師 ……… 90, 111
病児・病後児保育 …………………… 121
標準治療 ………………………………… 27
病棟薬剤師 ……………………………… 96
病理医 …………………………………… 88
病理解剖 ………………………………… 88
病理診断 ………………………………… 88

ふ
不安 ……………………………………… 50
不規則抗体検査 ……………………… 103
腹腔鏡下手術 …………………………… 60
腹腔鏡手術 ……………………………… 28
副作用 …………………………………… 96
副作用回避 ……………………………… 98
副鼻腔 …………………………………… 79
副鼻腔炎 ………………………………… 79
腹膜透析(CAPD) ……………………… 72
不整脈 …………………………………… 38
フットケア ……………………………… 48
不妊症看護認定看護師 ……………… 15, 90
不眠 ……………………………………… 50
フライトドクター ……………………… 10
フライトナース ………………………… 10
フリーアドレスナース ……………… 95、120
プリセプター研修 ……………………… 94

プレアボイド …………………………… 97
プレパレーション ……………………… 74
分子標的薬 ……………………………… 27

へ
ペースメーカー治療 …………………… 38
ベッドメーキング …………………… 122

ほ
膀胱炎 …………………………………… 70
膀胱がん ………………………………… 70
放射線 …………………………………… 85
放射線療法 …………………………… 26, 30
歩行障害 ……………………………… 107
母体胎児集中治療室(MFICU) ……… 12

ま
麻酔科医 ………………………………… 86
末梢神経ブロック ……………………… 87
ママ友会 ……………………………… 120
まめネット …………………………… 21, 80
慢性心不全看護認定看護師 …………… 90

み
未熟児網膜症 …………………………… 13
道しるべ ……………………………… 121
ミニ移植 ………………………………… 68

め
免疫抑制剤 ……………………………… 68

も
問診 ……………………………………… 52

や
やおよろず相談プラザ ………………… 18
夜間保育 ……………………………… 121
薬剤師
 … 16, 19, 30, 33, 37, 48, 55, 96, 98, 99, 109, 111, 114
薬物治療 ………………………………… 96

ゆ
輸血血液管理室 ……………………… 103
輸血療法 ……………………………… 103

ら
ラジオ波焼灼術 ………………………… 27

り
理学療法士 ………… 33, 37, 48, 106, 114
リスクマネジャー …………………… 114
リハビリテーション … 31, 43, 62, 106, 110
療養環境 ………………………………… 74
療養日記 ………………………………… 33
臨床教育・研修支援センター ……… 116
臨床研究 ………………………………… 99
臨床研究支援 ………………………… 116
臨床研究・治験審査委員会(IRB) …… 99

臨床研究・治験推進チーム …………… 99
臨床検査技師
 …… 16, 48, 52, 58, 99, 101, 102, 103, 109, 115
臨床工学技士 ………… 37, 95, 104, 115
臨床心理士 ……………………………… 51

ろ
ロコトレ ………………………………… 63
ロコモティブシンドローム …………… 62

わ
ワーク・ライフ・バランス ………… 95, 120
私のカルテ ……………………………… 34

A
ADL(日常生活動作) ………… 19, 31, 110

B
B型肝炎 ………………………………… 56

C
C型肝炎 ………………………………… 57

D
DMAT(Disaster Medical Assistance Team) … 11

E
ESD(内視鏡的粘膜下層剝離術) …… 28, 58

G
GINA(国際ガイドライン) …………… 55

H
HPV検査 ………………………………… 76

I
ICT ……………………………………… 16
ICU(集中治療室) ……………………… 8
ICタグ ………………………………… 105
IVR ……………………………………… 84

J
JANIS …………………………………… 17

P
PCA(自己調節鎮痛法)ポンプ ………… 33

Q
QOL(生活の質) ………………… 31, 82, 92

R
RRS …………………………………… 113

島根県立中央病院

〒693-8555　島根県出雲市姫原4丁目1番地1　TEL:0853-22-5111（代表）
http://www.spch.izumo.shimane.jp/

◆ 島根県立中央病院　編集委員会 ◆

委員長	菊池　清		糸原　美晴
副委員長	松原　康博		頼光　翔
	若山　聡雄		宮里　恵美
	日髙　敏和		栗栖　明知
	古居　須美江		小野田　恵美

■装幀／スタジオギブ
■本文ＤＴＰ／岡本祥敬（アルバデザイン）
■取材／伊波達也
■撮影／中野一行
■図版／岡本善弘（アルフォンス）
■カバーイラスト／秋葉あきこ
■本文イラスト／久保咲央里（デザインオフィス仔ざる貯金）
■編集協力／山田清美
■編集／西元俊典　橋口環　二井あゆみ　石浜圭太

安心して生活できる"ゆたかな地域社会"を目指して
―― 県民の皆さんとともに歩む島根県立中央病院

2017年1月6日　初版第1刷発行

編　著／島根県立中央病院
発行者／出塚 太郎
発行所／株式会社 バリューメディカル
　　　　東京都港区芝4-3-5 ファースト岡田ビル5階
　　　　〒108-0014
　　　　TEL　03-5441-7450
　　　　FAX　03-5441-7717
発売元／有限会社 南々社
　　　　広島市東区山根町27-2　〒732-0048
　　　　TEL　082-261-8243

印刷製本所／大日本印刷株式会社
＊定価はカバーに表示してあります。

落丁・乱丁本は送料小社負担でお取り替えいたします。
バリューメディカル宛にお送りください。
本書の無断複写・複製・転載を禁じます。

© Shimane Prefectural Central Hospital,2017,Printed in Japan
ISBN978-4-86489-060-1